家伝灸物語

どうすればよいか？
こうすればよい

深谷伊三郎 著

三景

深谷伊三郎著 ≪家伝灸物語≫

　　　　　　　　　　北里研究所附属東医研　間　中　喜　雄

　この頃、鍼灸ブームで鍼灸学校入学志願者が急にふえ、生理学者、麻酔医もこれに注目し、基礎医学的研究も以前想像もできなかった位盛んになった。
　とはいうものの、鍼灸のうち灸の科学的研究は（大正〜昭和初期は盛んであったのに）下火になってしまったようである。中国でももちろん針も灸もやっているのであるが、灸は主力でないような様子である。
　鍼灸という場合、この二つにどちらが優れていて、どちらは劣るということはない筈である。ただこの頃の人はこらえ性がなく、痛いことはきらい、痕がつくのはいやという人が多いのと、核家族になって自宅で灸をしてくれる人がいなくなって来たので、灸は人気がなくなったのかと思う。
　しかし灸には灸のよさもある。
　慢性病の転調療法として実績がある。
　自分でやる気を起こせば、日曜祭日で病院が休みでも治療ができる。
　一度点をつけてもらえば、当分自分で治療できる。
　治療過誤というものがほとんどない。
　治療費が安くてすむ。
　闘病精神を振るいたたせ、消極的な気持ちを吹きとばす。
等々である。だから昔から民間療法として定着してきた。しかし逆にいえば職業的鍼灸家や医師から軽蔑されたという面もある。
　深谷伊三郎先生は、今は少なくなってしまったが、灸専門の人であり、長い経験をこの方面に持っていた。多くの灸家が家伝だの秘伝だのと術を秘密にすることを考えがちであったのに、広く各家の経験を集め自ら試みこれを広く教えることにつとめた。
　またこの本で、各地の鍼灸の実情を紹介している。こういう伝統も何時まで日本に残るものか判らない。こういう記録を今残しておくことは文化史としても意義がある。
　多くの人に読んで、活用していただきたい本である。

まえがき

　父・深谷伊三郎が生前刊行した著書の他に、未完の草稿や覚え書き等が多数あった。それらを一つずつ整理して、既刊の改訂出版とあわせて刊行してきたのである。父が死去直前に、著書の管理をくどいほど念をおしていたのであるが、覚え書きの類まで整理して出版してくれとは頼まなかった。だから、それをしたことは出すぎたことであったかも知れないし、父の跡をつがなかった私が専門でもない鍼灸の書に手を出すことに批判はあることであろう。しかし、父を知る多数の人からの支援もあったことも事実であるので、あえて私は父の遺稿を出版することにしたのである。

　「家伝灸物語」の家伝灸の項は、灸療学草稿と題したノートブックの一部に、雑然と記入されていたものである。かなり古くから書きこまれていたようで、随所に新たに書き加えられた個所があった。比較的完成されていると思われる項目から順に並べたのであるが、この内、「四つ木の灸」の項だけは、誤った記述が見られ、四つ木の灸当主板橋英子氏のお話をもとに、私が書き直した。父は生前板橋氏を良く知っておられた様子であったので、父も生きていたらきっと同じ様な文を書いたに違いないので御了承願いたい。

　付録として宇和島の西本繁氏から頂いた資料が集録してある。この欄を借りて西本氏のご協力に感謝する。

　「どうすればよいか、こうすればよい」(「臨床の手引き」)というタイトルの項は、父が生前主宰していた臨床研究会の教材として使用していたものをまとめたものである。これも今もって時折、照会が私の所に来るので貴重な稿ではないかと思うのである。

　間中先生より序文をいただき、森敏朗氏は校正を担当され、また三景は索引を作成した。ここに協力していただいた皆様に深謝する。

　本書が広く多くの人に利用されて、お役に立てば幸いである。

1982年5月

新間英雄

目　次

推薦……………………………………………………………… 1
まえがき………………………………………………………… 2
Ⅰ　つぼによる病気の治療法………………………………… 7
　自序…………………………………………………………… 8
　第1章　つぼの発見………………………………………… 10
　　病気のときに現れるつぼ………………………………… 10
　　つぼはどうして発見したか……………………………… 10
　　東洋医学の生理と病理観………………………………… 12
　　東洋医学の病因論………………………………………… 13
　　東洋医学の物理療法……………………………………… 14
　　経絡の走行を事実で証明する…………………………… 17
　第2章　つぼを正しくとる法……………………………… 22
　　つぼを正しくとる法……………………………………… 22
　　　背中や腰のつぼをとる方法…………………………… 23
　　　おなかのつぼをとる方法……………………………… 28
　　　胸のつぼのとり方……………………………………… 31
　　　頭の中のつぼのとり方………………………………… 33
　　　その他のつぼをとる方法……………………………… 35
　　　　大椎のとり方………………………………………… 36
　　　　合谷のとり方………………………………………… 36
　　　　手の三里と曲池のとり方…………………………… 37
　　　　肩井のとり方………………………………………… 38
　　　　膏肓のとり方………………………………………… 38
　　　　肺兪のとり方………………………………………… 40
　　　　足三里のとり方……………………………………… 41
　　　　三陰交のとり方……………………………………… 42
　第3章　つぼによる治療法………………………………… 43
　　肩こり症の治療…………………………………………… 43
　　五十肩症の治療…………………………………………… 44
　　高血圧症の治療…………………………………………… 45

脳溢血後遺症の治療……………………………………… 46
　　喘息の治療……………………………………………… 48
　　胃腸病の治療…………………………………………… 49
　　夜尿症の治療…………………………………………… 50
　　精力減退の治療………………………………………… 52
　　婦人病の治療…………………………………………… 53
　　痔疾の治療……………………………………………… 54
　　いたみを鎮静させ治療する…………………………… 55
　　　1. 頭痛を速やかに鎮静させる法 ……………………… 56
　　　2. 歯痛を速やかに鎮静させる法 ……………………… 56
　　　3. 慢性リウマチ様関節炎 …………………………… 57
　　　4. 神経痛の治療 ……………………………………… 58
　　　　（イ）三叉神経痛を治すつぼ ……………………… 58
　　　　（ロ）肋間神経痛を治すつぼ ……………………… 59
　　　　（ハ）坐骨神経痛を治すつぼ ……………………… 59
　おわりに…………………………………………………… 60

Ⅱ　臨床の手引き……………………………………………… 61
　　まえがき………………………………………………… 62
　　1. 下痢 ………………………………………………… 63
　　2. 脳溢血 ……………………………………………… 66
　　3. ぜんそくの治療 …………………………………… 70
　　4. 腹痛 ………………………………………………… 73
　　5. 神経痛 ……………………………………………… 77
　　6. 肝臓の病気 ………………………………………… 84
　　7. 消化器病 …………………………………………… 92
　　8. 心臓病の灸治法（1） ……………………………… 98
　　9. 心臓病の灸治法（2） ……………………………… 104
　　10. 腎臓病の治療法 …………………………………… 112
　　11. 更年期障害 ………………………………………… 119
　　12. 腰痛 ………………………………………………… 124

13. 痔疾の灸治法 ……………………………………………130
　付録　臨床研究会ノート（深谷伊三郎講義）………………134

Ⅲ　家伝灸物語……………………………………………………143
　家伝灸物語について……………………………………………144
　まえがき…………………………………………………………145
　家伝灸の功罪……………………………………………………147
　中風石井の灸……………………………………………………149
　能が谷中風予防の家伝灸………………………………………150
　草加中風予防の灸………………………………………………152
　粟島（淡島）の灸………………………………………………153
　こみとの灸………………………………………………………155
　井草の眼の灸……………………………………………………156
　太田眼の灸………………………………………………………157
　桜井戸の灸………………………………………………………159
　指の庄兵衛さん…………………………………………………160
　峰の灸……………………………………………………………160
　新宿追分わきがの灸……………………………………………161
　小山つき目の灸…………………………………………………161
　鳩ヶ谷の灸………………………………………………………162
　くちなし・しょうが灸（巣鴨）………………………………163
　手越の灸…………………………………………………………163
　千本松の灸………………………………………………………164
　弘法の灸とお富士さん…………………………………………165
　四つ木の灸
　その他各地の家伝灸……………………………………………167
　　山形県　青麻権現６月１日（むけび）の灸 ………………167
　　新潟市　番場の灸……………………………………………167
　　新潟市　ハスの名灸…………………………………………167
　　山形県　青柳の灸……………………………………………167
　　九州　　淡海氏子宝の名灸…………………………………167

広島の己斐の灸……………………………………………167
　　鶴見市場の灸………………………………………………167
　　安閑寺の灸…………………………………………………168
　　本所　かじやの灸…………………………………………168
　　音戸の灸……………………………………………………168
　　上田の肺病を治す名灸師…………………………………168
　　牛込神楽坂、無資格者の家伝蓄膿症の灸………………169
　　琴平の灸……………………………………………………169
　　安井の家伝灸………………………………………………169
　　横浜の観音灸、平井の家伝乳を出す灸…………………170
　　千葉佐原　ものもらいの灸………………………………170
　むすび…………………………………………………………170

付録　消えゆく家伝灸　　　　文と絵　西本　繁…………172
　　大阪　無量寺の灸（むりょうじのやいと）……………172
　　大阪　光正寺の無量寿の灸………………………………173
　　弘法様のお灸………………………………………………173
　　円海山護念寺　峰の灸……………………………………174
　　４つの有名灸（特徴の比較図）…………………………177

病名索引

I　つぼによる病気の治療法

自序

　私どもは咳をして痰を喀出する。これは気管に塵芥や異物、発熱による異常分泌物を、それより奥へ入れさせないための反射作用である。私どもは嘔吐することがある。これは誤ってからだに害のある悪い食物が胃の中にはいったのを吐き出してしまう反射作用である。
　私どもはまた下痢をすることもある。これは腸内で腐敗したり、有害なものを吸収して中毒を起こさないように急速に排出する反射作用である。
　発熱することがある。これはからだの中へ侵入してきた細菌やビールスを高温殺菌するための自衛的反射作用である。
　私どものからだには細菌に侵されないように血液の中に白血球の喰菌作用というような自衛力がある。各組織や臓器の細胞が病変によって破壊されたとき、それを自らの力によって修理する自癒力を具有している。これを自然療能とも自然癒能力ともいっている。
　この自衛力や自癒力が強大であるときは私どもは病気にかかるようなことはない。ところが、この力を衰えさせたり、弱ったりするとき私どもは細菌に侵入されたり、組織が病変を来して病気にかかってしまう。
　病気にかかったときに、薬を服用したり、薬を注射したり、いろいろの療法を行うのはこの弱っている癒能力を賦活させるために行うのである。
　東洋医学では生命エネルギー（気）の走行路経絡を認める。その経絡の中を生命エネルギーが正しく循行しているとき、自衛力や自癒力が活潑に作用していると観じる。そして自衛力や自癒力の衰えは、経絡の中の生命エネルギーの流滞不調が原因であるとする。
　そのために経絡に変動が起こる。すると経絡と経絡とをつなぐポイントとしての経穴（つぼ）に変動がでてくる。そこで、変動のでているつぼに刺激を与えると経絡は調整されて、自衛力や自癒力が賦活されて健康が回復される。
　つぼというものはこのように自然療能のはたらきの中に現れているものであって、つぼを用いての治療は、自衛力と自癒力を活用するものである。それ以外に手段も方法もない。
　そのすべてが自然順応の方法であり、具有の自然療能を活かすことにのみある。しかも古い歴史をもち世代を通じての経験の重積によって構成さ

れた医術である。したがって、これほど安全で効果のある治療法はないといっても過言ではない。
　理論よりも実践を基調とする東洋医学の中に存する、このつぼによる治療法を誰にでもわかり易く、そして容易に行えるように説いたのが本書である。もとより浅学な私であるから不備な点もあり誤りもあると思う。それは識者の叱正をまって訂正するつもりでいる。
　とにかく本書が病気の人に少しでも役に立てば、著者として幸せこれに過ぐるものはない。

第1章 つぼの発見
病気のときに現れるつぼ

　私どものからだのぐあいが悪かったり、苦しかったり、いたかったりという病的状態になったときに、体表すなわちからだの表面に圧痛反応というものが現れます。それは圧すといたかったり、快い感じのするといういわゆる経穴(つぼ)というものであります。

　しかも、これはただ現れているだけではなくて、その点へ刺激を与えますと、そのいたみが寛解したり、苦しみが消えて病症が治ってくるのであります。この反応点であり治療点を今も申しましたように経穴(つぼ)と申すのであります。

　この経穴は全身にたくさん点在するものでありますが、無秩序に点在するものではなく、経絡というつながりがあって、その中で整然として、からだの中の臓器や腺体、血管、神経、筋肉等に機能的連絡をもっているのであります。

　この経絡経穴というものは中国大陸で発達し我が国へも伝来し、明治以前には我が国内で正統医学として盛んに行われた東洋医学の基本となっているものであります。

　東洋医学の内容は化学的療法としては湯液といって生薬を煎じて服用させる治療法と、物理的治療法としての鍼灸、按摩導引という経絡経穴を利用して治療する方法とがあります。

　鍼灸療法というのは、からだの中へ金属で作った細い針を刺入し、あるいは艾という非常に燃え易い物質を皮膚面にのせて火を点じて燃焼させる手段をとるのであります。

　しかし、からだのどこへでもかまわずに、むやみやたらに針を刺したり灸をすえるのではありません。必ず経絡の走行を考え、経穴を選んでそれを用いて治療するのであります。それでなければ効きめがありません。

　では話の順序として、この経絡経穴は誰がどうして発見したものか、いつごろから行われたものかということから述べましょう。

つぼはどうして発見したか

　中国大陸に発達した東洋医学は実に古いものです。おそらく3000年以

上も前から行われていたと推測されております。

　そして鍼灸療法や経絡経穴は誰が発見して誰が行いだしたかという確かな記録もありませんから、いろいろのことから想像してみるよりほかに知る方法はありません。

　太古のまだ無知蒙昧であった時代の人類が病気にかかって苦痛を得て悩んだときに、どうしたかといいますと、からだのあちら、こちらを圧迫してその痛苦をやわらげていたのでありました。

　昔から「女の癪には男のまむし指がよい」といわれております。このわけは癪という激痛発作を起こしたときに、拇指頭をもってその病人の背中で、しんに応える部分のところを圧迫して、その痛苦を寛解させたというのであります。

　癪というのは胆石疝痛発作のことをいっているのであります。胆石痛発作というものはひどい激痛が起こります。そしてそのような病気をもっている人の背中には、ちょうど胸椎の10番目から12番目の右側の骨の際に、ボアス圧痛点という圧迫すると、しんに応えていたみの透る点があります。これはボアスという医学者の発見した胆石圧診点であります。また同じように胸椎第8から11の棘突起という背骨のまん中の出っぱりにマッケンジー胆石圧痛点、同じく胸椎第8と第9の棘突起上に小野寺博士の胆石圧診点があります。ここは圧診点であると同時に発作を起こしたときは、そこを強く圧迫すると激痛がおさまるところであります。

　それを、そのような知識をもっているわけではなく、発作のおこったときに、最初はでたらめに、あちらこちらを圧しているうちにちょうど、ボアス圧痛点あたりへ自然と手が当たって、そこを圧して苦痛から脱したのでありました。

　このように、われわれのからだには病気やいろいろと機能障害を生じたときには、からだの表面に圧痛や過敏現象があらわれてくるのであります。なにも知らなかった時代には誰でも病気の苦しみを、やわらげるために本能的に手をもって圧迫していたのであります。そのうちに、ちょうど、そのいたみをやわらげるつぼに手がいって、ここを圧迫すればいいという経験をしたのであります。

　このような経験が重ねられているうちに、だんだんと知識も整理されてきて、どこかが悪いときには、どこに病気の反応がでているかというようなことを系

統的にまとめるようになったのであります。そうして、そこの部分に強い刺激を与えるために、最初は石を焼いて温めてみたり、針を作って刺してみたり、艾を皮膚面において燃焼させて刺激を与え、苦痛から免れるようにしたのでありました。

このような経験を積み重ねているうちに、からだの機能に関するものとの関係や臓器との連絡を知るようになって、どんな病気にはどこへ灸をすればよいか、どこへ針を刺入すればどんな効きめがあるかということがわかるようになったのであります。そうして世代を重ねているうちに、たくさんの人びとの経験と知識が集積し、これを系統的にまとめる天才も現れて総合配列したのが、東洋医学独特の気血栄衛の流れるみちというような、いわゆる生命エネルギーの走行路ともいうべき経絡を認め、その中に経穴という治療点となる場所を定めるようになったのであります。これが古代においてつぼというものが発見されたいわれであります。

東洋医学の生理と病理観

中国太古の医術はすべて面命口授によったものでありますから確かな記録は残っておりません。

黄帝と岐伯との医学問答を書き綴った素問や霊枢という古書があります。これは2000年ぐらい前に書かれた中国最古の医書といわれておりますが、これとても黄帝在世時代に作られたものではなくて秦漢時代に後人によって書かれたものと言われております。しかし内容は洗練された経験医方の大集成でありまして、今日読みましても保健衛生の指導書ともなり、学ぶところのものが多いものであります。

この古書を土台として経穴のことを書いた本があります。それは今から六百有余年前に滑伯仁という中国の医学者が著した「十四経発揮」という本であります。

この本の中には経絡の走行から経穴の部位が詳しく述べられてあります。すなわち肺、大腸、胃、脾、心、小腸、膀胱、腎、心包、三焦、胆、肝の 12 の経絡が、どうやって全身を周流しているか、また督、任の 2 脉のからだの前後を上昇していること、その経絡の中に点在する経穴はどういうところにあるか、どうして、その経穴を求められるかということが詳細に記述されてあ

ります。

　今日までに経穴のことを書いた本が数多くありますが、それらのほとんどといっていいくらいに、みんなこの「十四経発揮」を拠りどころとしているといっていいと思います。

　そこで、この「十四経発揮」にはどのように説き述べられているかを、ごくかいつまんで申しましょう。

　東洋での考え方では人間というものは、この大宇宙の中にある一つの小宇宙であるとします。これを天人合一と申しております。すなわちこの大宇宙には1年間が1月から12月まで12の月が巡っているように、小宇宙の人間のからだにも、12の経脈絡があってその中を気血が流れているというのであります。

　そして1年が365日ありますように365の経穴が全身にあるということになっております。

　この12の経絡の中を気血が滞ることがなく、よどみなく運行していれば、人間は健康で生活できるのでありますが、もし停滞することがあり、その流れに乱れが生じますと、たちまちに病気になるというのであります。

　その病変は経絡に違和を生じますから、その経絡の中にあります経穴は、硬結や圧痛というような異常な現象を現すのであります。

　そして病変によって異常な現象を現している経穴を鍼や灸その他の方法で刺激して調整をいたしますと、今まで滞っていました気血の流通がよくなって病気が治ってくるのであります。

　これは東洋医学における生理観や病理観の一つであります。また、この生理病理観が基本となって鍼灸という物理療法が行われているのであります。

東洋医学の病因論

　人間はどうして病気になるかということを東洋医学では、ただ今も申しましたように経絡の中を走行している生命エネルギー、これを気血栄衛という独特のことばでいっておりますが、それが溜滞するからだと観ているのであります。

　それでは、なぜ経絡の中を走行している生命エネルギーが溜滞するのか

と申しますと、これを外因といって環境からの影響と、内因といって精神作用の影響（からだの内部の原因）との二つに分けております。
　外因は外的環境の変化で「六淫」といって、風、寒、暑、温、燥、火という六つが数えあげております。われわれのからだは、この環境の変化による影響を防衛しているのでありますが、過度の肉体労働で疲労して抵抗力が弱ってまいりますと、この六淫のうちのどれかが邪気になって侵してきて病気の原因となります。
　内因は「七情」といって、喜、怒、憂、思、悲、恐、驚という七つの精神作用で、その精神激動による影響が内から発して、臓腑に鬱積を起こして病気の原因を作るのであります。
　その他には夜ふかし、過房という不自然な生活や、飲食物の不摂生なども病気の原因としまして、これを不内外因と申しております。
　病気になるのは、この三因があるというのであります。
　たとえば飲酒節度を越えて、からだをいためているところへ、精神激動によって内臓に鬱積を起こして脳溢血になるというようなものであります。もっとわかりよく言えば、肉食脂肪食の美食をして血管にコレステロールを沈着させ動脈硬化を起こさせている上に、過度の飲酒に耽る。そのときに激怒して血圧を急上昇させて脳血管を破裂させるようなことは病気の三因が揃っております。
　東洋医学では脳溢血を発病して後遺症となることを中風と申します。つまり風にあたるということで、内外の邪風気に当たってそのような病気になるというのであります。
　このように外から環境の影響、内から精神作用の影響によって生命エネルギーの走行が滞って経絡が不調になったのが病気であります。そして、その変調は経絡をつないでいる経穴に現れてきます。そこで変調を現している経穴を治療点として、鍼や灸、又はその代用の金属の小粒を貼ったりその他の方法で刺激を与えますと、生命エネルギーの走行が活潑になりまして病気が治ってくるのであります。

東洋医学の物理療法

　東洋医学の生理観はわれわれのからだの中には経絡という走行路があ

って、その中を気血栄衛という生命エネルギーが四六時流注して、われわれの生命体が維持しているのだというのであります。

　そして経絡内に流滞が生じたときにわれわれは病気になり、その結果は経絡の中にある経穴に反応が現れ、それが病症となるという病理観があり、この反応の現れている経穴に刺激を与えて、経絡の流滞を解きほぐして病気を治すという物理療法を行っているのであります。

　その物理療法の手段として鍼や灸が方法として選ばれているのであります。その鍼とはどんなものか、灸とはどんなものかということを述べることにします。

　東洋医学の古い医学書に九鍼の図説という九つの種類の鍼があげられております。

1	鑱鍼	長さ1寸6分	
		熱の頭身にあるを刺し陽気を瀉すに用ゆ。	
2	円鍼	長さ1寸6分	
		分肉間の気を摺摩し肌肉を傷らざるに用ゆ。	
3	鍉鍼	長さ3寸5分	
		脈を按し気を取りて邪気を出すに用ゆ。	
4	鋒鍼	長さ1寸6分	
		癰疽の熱に刺して血を出すに用いゆ。	
5	鈹鍼	長さ4寸　幅2分半	
		癰腫に刺して大膿をとるに用ゆ。	
6	員利鍼	長さ1寸6分	
		癰痺をとるに用ゆ又暴気をとるに用ゆ。	
7	毫鍼	長さ1寸6分	
		寒熱の痛痺経絡にあるに用ゆ。	
8	長鍼	長さ7寸	
		深き病遠き痺痛をとるに用ゆ。	
9	大鍼	長さ4寸	
		水気関節を出ざるを瀉するに用ゆ。	

九鍼は各々宜しく用ゆべき所あり。長短大小おのおの施す所あり、其の用を得ざれば病去らず、病浅くして鍼深ければ良肉を傷つて皮膚は癰をなす。病深くして鍼浅ければ邪気かへつて後に大病を生ず、病小にして鍼大なれば気瀉することはなはだしく元気を傷る。病大にして鍼小なれば病気泄れずして鍼その宜しきを失ひ、また敗れをなす。
　これは中国の古い医学書の中にある九鍼の図説を紹介したのであります。この九鍼の中の2番めの円鍼、3番めの鍉鍼は、他の鍼のように肌肉を刺入したり切ったりしないで、鈍鋭な鍼先で圧迫を加えるだけの鍼であります。市販されている金属の小粒を皮膚面に貼布して肩こりを治したり、その他用い方によれば、いろいろの痛みを鎮め、神経痛を治す作用がありますのは、この円鍼や鍉鍼の原理を応用したものであります。
　ではまた、なぜ九鍼などと九つの種類のはりを用いたのかと申しますと、これがまた東洋医学独特のおもしろい考え方をもっているのであります。そのわけというのは数というものは一から始まって九に終るもので、九つというのは天地の大法であるとします。すなわち九というのは基本数でありまして、これが展開して何千何万の数が宇宙いっぱいに現れ充満しています。だからその無数の中から基本数の9種類の鍼を用いればその作用は無数に展開していってどんな病症も治すことができるというのであります。
　そこで九鍼というのは天地の大数に象ったものとします。そして一の鑱鍼は天に法り、二の円鍼は地に法り、三の鍉鍼は人に法り、四の鋒鍼は時に法り、五の鈹鍼は昔に法り、六の員鍼は律に法り、七の毫鍼は星に法り、八の長鍼は風に法り、九の大鍼は野に法っているのだというのであります。
　つまりこの大宇宙の大自然現象に象り、その九つの基本数の法則に従って九鍼を定めたという中国古代の哲学的思考を基礎としているのが九鍼の理由となるのであります。
　次に灸でありますが、その本来から申しますとつぼを選んで、そこへ艾の小塊を貼付し、これを燃焼させ、熱刺激を加える治療法であるのが本道であります。ところが熱くないようにしたり直接燃焼させないという方法が後に至って考えだされているために、灸といえば有痕灸と無痕灸とに大別します。
　有痕灸は皮膚の上で直接艾を燃焼させ小火傷をおこさせて灸痕がつく

のでありまして、これを小灸と大灸に分けます。小灸は艾の大きさを昔から穀物の大きさを基準として、小豆大、麦粒大、米粒大、半米粒大、糸状大というように、それに似せた大きさの艾を経穴の上にのせて燃焼させるのであります。大灸というのは別に打膿炎とも申しまして、指頭大の艾を燃焼させ、そのあとに吸い出し膏薬を貼って膿を出させる方法で、これは経穴を刺激するのを目的としておりませんから、理由結果はどうありましょうとも本道から外れたものであります。それに醜い大きな灸痕を永久に残しますから最近は敬遠されている傾向があります。

　無痕灸というのは痕のつかない方法で、隔物灸とあぶり灸に分けます。隔物灸というのは、生姜、にんにくの1片を皮膚にのせ、その物質の上で艾を燃焼させます。つまり物を隔てて直接燃焼させませんから、あつくないのと、痕のつかないところから歓迎されています。しかし経穴は重要視していないのでありますから、これもまた本道から外れているといわねばなりません。

　あぶり灸は艾を紙に巻いた筒をつくり、その先端に火を点じ、経穴にかざして、あるいは近づけ、あるいは遠くへはなして火熱を透すようにします。今中国では盛んにこの方法を灸として行っております。

　このように東洋医学では鍼と灸という器械的刺激を加える物理療法を行っているのでありますが、その根幹に経穴を用いているのだということを無視してはいけないのであります。

経絡の走行を事実で証明する

　経絡というものは今日の西洋医学ではわからないのであります。なぜかと申しますと、西洋医学では屍体解剖をして剖見によって、人体の構造を詳細に調べるのでありますが、経絡は解剖しても、その実体を見ることができないのであります。

　人体を解剖してみますと、そこには神経があり、筋肉があります。わたくしどものからだの機能というものは、この剖見によって見ることのできる神経があって、その作用で筋肉の活動が営まれているのであります。

　ところが経絡というものは生きているからだの中を、手からあるいは足から走行して内臓へと連絡したり、内臓から手や足へと流れ出ているのでありま

す。そうしてそれは神経とは全くちがったものであります。

つまり経絡というものは生きているからだの中に、生きているときのみに現れているところの生命エネルギーの走行路なのであります。それは死んでしまうと消えてしまって、屍体を解剖してみましても見ることはできない不可視の生体現象なのであります。

それでは、これをどうやって知ったのかと申しますと、屍体解剖ではなく、生きたからだを通して、生体活動現象の上から経験的に、内省的に、実証的に観察した結果から感知したものであります。

それですから、経絡というものが走行しているということを知るには、実際に現れている事実をみるとわかるのであります。

足の小指の外側で爪の角を1分ほど隔たったところに至陰という名のつぼがあります。ここへ米粒ぐらいの大きさのもぐさで灸3壮を施します。お灸ではもぐさをつけて火を点じて燃やすことの1回を1壮と申します。3壮というのは3火すなわち3回のことであります。この至陰というつぼへ3回もぐさを燃やして灸をすえますと胎児の異常胎位が正常に変わります。

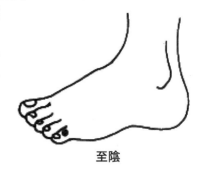
至陰

胎児というものは母体内子宮の中に在りますときは頭を下にしてお尻を上にし全体が卵円形となって容積を最小限にした子宮腟に適合した屈曲胎勢でいるのです。これが自然分娩のできる生理的胎位であります。ところが骨盤位といってお尻が下になり頭が上になっているのがあります。これは俗に逆児と申します。また横位というのもありまして、いずれも難産となりますが、この異常胎位が至陰に灸をすえますと正常胎位に変わるのであります。

至陰穴は足の小指の先端のつぼでありますが、胎児の胎勢を正しくするのでしたならば腹の廻りとか腰の辺なら話はわかるが、足の突端とは奇妙な話と考えるでしょう。そんな足の先か

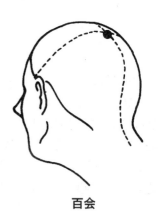
百会

ら神経が子宮の中へとつながっているのかと首をかしげるかも知れませんが、神経などは関係していません。この効果こそ経絡の作用なのであります。

　頭の頂点に百会というつぼがあります。左右の両耳介の上部中央を紐で一線に結び、鼻柱の中央から後頭部の中心へと同じように一線に結び、その二線が中央で交わるところがつぼに当たります。

　このつぼが脱肛を治すのによく効きます。脱肛というのは肛門括約筋が弛んで肛門の粘膜が外へはみ出すという肛門病であります。

　それに対して百会というつぼに灸をすえますと、はみ出した肛門粘膜が引きこんでしまいます。

　お尻の穴の病気が頭のてっぺんにお灸をすえると治るのです。これは奇妙でもなんでもないのであります。つまり経絡の作用なのであります。

　お尻の穴の病気が頭のてっぺんで治るのと対照的なものがあります。それは足のかかとの角のところに女膝というつぼがあります。ここが歯槽膿漏を治すつぼになります。歯槽膿漏というのは歯そのものに病気はなくて、歯を支持している組織が萎縮し、歯がぐらぐらになって抜けてしまう病気であります。それが足のかかとの角で赤白肉の境のところにある女膝というつぼにお灸をすえますと、歯の支持組織となっている歯ぐき、すなわち歯肉に力がついて歯のぐらぐらも止まります。歯の病気がかかとで治る。これが経路の作用で不思議でも奇妙でもありません。

　嬰児はよく鼻をつまらせることがあります。そして乳を吸うことができなくなります。そのとき嬰児の背中にある身柱というつぼに、ごく小さい糸状の灸でチカリチカリと5壮すえると、すぐに鼻が通って、あとで鼻のつまるということがなくなります。鼻がつまったからといって鼻の頭に灸をすえるのではありません。背中

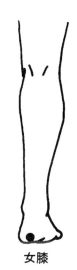

女膝

身柱

に灸をして治るのです。これも経絡の作用であります。

　手首の小指側、くわしく申しますと尺骨と手骨との関節のところに神門というつぼがあります。このつぼが便秘によく効きます。ここへ小さな艾で3壮のお灸をすえますと、よく効く人は2時間ぐらい経つと便通がついてきます。がんこな便秘でも必ず腸が動きだして翌朝には排便をみることができるのです。手首から腸には神経が通じてはいません。手首で便通がつくというのも、経絡の作用だからであります。

　胃痙攣といって急に胃にさしこみがきて、七転八倒の苦しみをする病気があります。夜中にこの発作が起きて苦しみ、医者がなかなかきてくれないで困ったという経験をしている方もありますでしょう。

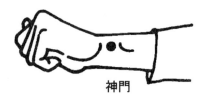
神門

　この発作でさしこんで苦しむのが、たちどころに鎮痛して楽になるつぼがあります。それは梁丘というつぼ、膝関節の上で外側のところにあります。胃の激痛が膝のところで鎮痛するというのも経絡の作用であります。胃の神経がこんなところへきているのではありません。まったくこの梁丘のところへお灸をすえてみますと妙という感じを与えます。両方の膝の上のところへ、小さな灸で7壮ずつすえていますと、いままできりきりと痛んでいたみぞおちのところがすっとしてきて、いたみは消えてしまいます。

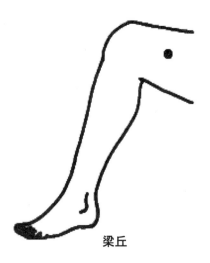
梁丘

　このような例をあげていますと、まだまだいくらでもありますが、ここでは経絡作用の実証をするために数例をあげたのであります。要するに経絡という生命エネルギーの走行路というものは不可視の存在で、屍体解剖などで、その構造を剖見することはできないものであります。しかし、生体にのみ生

命現象として現れているものでありまして、その走行路にある「つぼ」に鍼や灸あるいはその代用の金属の小粒等で刺激を与えますと、乱れたり滞ったり、不調となっている経絡が調整され、流通がよくなっていろいろの病気が治ってきます。その事実で、われわれは、経絡の実在を識ることができるのであります。

第2章 つぼを正しくとる法
つぼを正しくとる法

　つぼがからだのどこにあるかを示している経穴図があります。しかし図というものは平面的のものでありますから、立体的のからだにある経穴の位置を表現するのは、なかなか困難なことであります。

　ですから唯からだの図が画かれてあって、そのところどころに点々と黒丸でつぼが印されてありましても容易に見当がつきません。図のなかには骨格が画かれているのもあります。これは骨を目標にするようにとなっているのであります。しかしこれとても、やせている人ならは骨がゴツゴツと皮膚の上から触れることができますが、からだの上をなでるだけで中をめくって骨をみるのでありませんから、はっきりわからないものであります。いわんや肥っている人、脂肪肥りのブクブクしている人のからだでは処置なしです。

　そこで図の通りにおよその見当で、つぼをつけて、そこへお灸をすえても少しも効かないのです。これは効かないのが当然のことであります。なぜかと申しますとつぼがはずれているからであります。

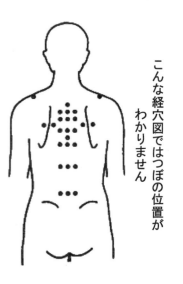

こんな経穴図ではつぼの位置がわかりません

　みなさんは三味線という楽器をごぞんじでしょう。一の糸という太い糸、二の糸という中の糸、三の糸という細い糸の3本が棹を伝わっていて、猫の皮を両面に張った胴のところで、糸を弾いて美しい音色を出して音曲を奏でるのですが、そのとき3本の糸を棹のところで定まっている勘どころを爪先でおさえますと、美しい調和された音色がでるのです。

　もし、その定まっているところでないところを押さえて弾きますと調子の外れた音が出て音曲が奏でられません。このことをつぼを外したと申します。つまり、この定まっているところというのが三味線のつぼといっているのであります。ところが、このつぼをおさえられるようになりますには、調子3年とも申しまして、相当に熟練がいりまして、上手に弾くのは容易なことではないのであります。

ところが故人になりましたが、杵家弥七という女性が戦前に譜尺というものを考案しまして、それを三味線の棹の横へ貼りつけて初心者に弾かせたのです。そうすると、その譜尺で示されたところを、おさえると熟練した人と同じ音色が出せるのです。それは正しいつぼをおさえることができたからです。
　これと同じように経穴にしても、取り方を昔からいろいろと工夫してありまして、そのとおりにしますと、ちょうど譜尺を用いた三味線と同じように、きちんとした正しいつぼを取ることができるのであります。そして正しくつぼを取りさえすれば、いろいろの病気がわけもなく治るのであります。このことを「つぼ」が当たったから効いたのだと申します。そこで、その正しく効くつぼの取穴法について、いろいろの手段方法を、これから述べてみようと思います。
　取穴法というのはつぼの取り方ということであります。
　そこで私どものからだにある「つぼ」をどうやると上手にさがせるかということになります。なにしろ「つぼ」は定められた数だけでも365もありまして、それが手や足とか、頭、顔、腹、背中とたくさんにあります。それをただつぼの書いてある人体図をみただけではなかなか解りません。
　これを探し求めるには、からだの中から目標となるところ、たとえば骨の触れるところなどを基準にします。

背中や腰のつぼをとる方法

　私どもの背骨の数は解剖学の教えるところでは頸椎が7個、胸椎が12個、腰椎が5個、その下に仙椎が5個と尾椎が3ないし6個が癒合した塊となって、全部の総計32ないし35の椎骨から成り立っています。その椎骨の一つ一つが、それぞれに背に向けて棘突起というでっぱったものを出しています。
　人を直立させて、その背中をみますと、後頭部から仙骨へかけて、真ん中を一直線に縦に溝があることに気がつくでしょう。これは脊骨の左右両側の屈縦筋によって作られているくぼみであります。そのくぼみのところを上から下へ、なでさげますと各椎骨が背に向かって棘突起を出しているのを触知できます。
　この棘突起の下のくぼみと、その両わきにいろいろと重要な「つぼ」があり

ます。

　例をあげてみますと、3番目の脊骨、胸椎の第3棘突起の下くぼみに身柱というつぼがあります。これは散気という別名がありまして邪気がここで散り去るというのであります。ここへ灸をすえますと胸中の熱がとれ咳をしずめて盗汗を治すのです。また子供の病気では小児喘息でも小児神経症俗にいっている疳の虫というのによく効きます。

　関西地方ことに四国ではちり気の灸といって嬰児のうちに健康法として灸をすえる習慣があります。またこれは決して悪習慣ではなく、この灸によって幼童が虫気もなく健康に育つのであります。

　その身柱穴から2横指といって指を2本ならべただけの寸法を外側に開いたところに肺兪というつぼがあります。この肺兪は息ぎれがしたり、微熱がでる、咳がでて肩がこるという症候に灸を3壮ずつ左右のつぼにすえるとよく効くところです。

　それから、もっと下の第7胸椎棘突起の下に至陽というつぼがあります。ここは胃酸過多症といってお腹のすいたときにチクチクとしたりキリキリと痛んでくる病気や、不眠症によく効くつぼです。このつぼから2本指をならべた寸法で外側へ開いたところに膈兪というつぼがあります。このつぼは胃がもたれたり、食欲不振のときに灸を7壮ずつ左右へすえますと、胃が軽くなり食欲が出てくるという効きめがあります。

　こんなによく効くよいつぼがあるのだから、それでは身柱を取穴しようと思

脊柱右側側面図
この各々の出っぱりが棘突起

隆椎
頸椎7個
胸椎12個
腰椎5個
仙骨5個
尾骨3〜5個

い、至陽をさがそうとするときに、背中をみても、どこが胸椎の3であるか、7であるか、そう容易にわかるものではありません。

　それを容易に発見するには次のような方法があります。

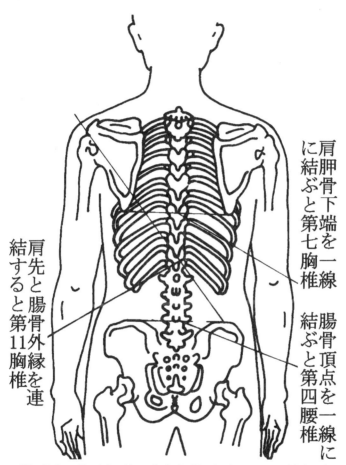

肩胛骨下端を一線に結ぶと第七胸椎

腸骨頂点を一線に結ぶと第四腰椎

肩先と腸骨外縁を連結すると第11胸椎

　背中に肩胛骨という三角形の大きな骨が肩の下で両側にあります。この骨は俗にかいがら骨と申しております。この骨の左右骨端を紐の類で水平に一線を引きますと、この紐が背骨で交わるところは第7胸椎の棘突起の下に当たります。その棘突起の下くぼみには今申しました至陽穴があります。その外方へ2横指開いたところに膈兪が左右2穴あります。

　至陽が7つめですから、今ひと節上にのぼれば5が得られ、さらに上に4

胸椎が得られます。逆に下へ8胸椎も9胸椎も容易に得られます。
　どうです。わけのないことでしょう。こうすれば誰にも重要な治療のつぼが

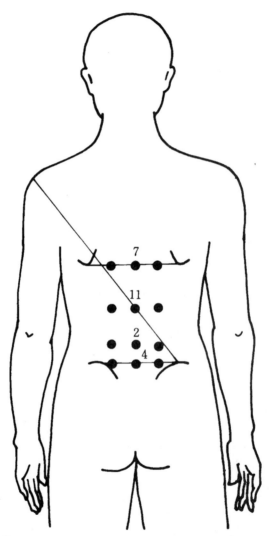

とれるのであります。
　次に腸骨という骨、この骨は俗に腰骨といっておりますが、この骨の左右の頂点を紐で一線に結びます。この線をヤコビー線と申しまして、この一線が脊椎で交わるところは第4腰椎の棘突起の下になります。ここには陽関と

いうつぼがあります。痔痛や尿意頻数、膀胱炎によく効き、またここを刺激しますと、腰が温まってくるといったところであります。

　この陽関から外方へ2横指ずつ開いたところに大腸兪というつぼが左右に2つあります。このつぼは月経痛、腰痛、下痢などに効きます。

　今度は肩の突端から紐で脊中を斜めに反対側の腰の骨、すなわち腸骨外縁までを連結しますと、その紐が脊椎と交わるところは、11胸椎棘突起の下になります。この交わったところには脊中というつぼがあります。

　脊中穴は糖尿病治療に著しい効果のありますところで、私は永年賞用しております。

　ところが古人は、どう感ちがいをしたのであったのか、この脊中穴に灸をすえると腰まがりになるからといって禁灸にしてあります。

　これは誤りでありまして、決してそんなことはありません。腰まがりになるどころか、このように糖尿病に有効な大切なつぼとなっているのであります。

　この脊中穴の両側、すなわち左右へ2横指ずつ開いたところに脾兪というつぼがあります。このつぼも前に述べた脊中穴と同じように糖尿病によく効くところであります。なお、胃炎とか胃酸過多症、肝炎、胆石症にも利用します。

　その1個上の骨の棘突起は指ですぐ探し当てることができましょう。これは当然第10番目の胸椎であります。ここには中枢という名のつぼがあって、灸を3壮すえると食欲不振を治して食欲がでてくるといわれています。この両側を2横指ずつ開いたところには胆兪というつぼがあります。胆嚢炎によく効くつぼです。

　今度は、脊中穴の下の節を指で探り出してみます。そこは脊中穴が11胸椎ですから12胸椎の棘突起の下になります。ここには定められたつぼがありませんから、もう1つ下の骨の節をさぐりますと、これは第1腰椎となりまして、その骨の節の下、すなわち棘突起の下には懸枢というつぼがあります。

　腰をまげたり伸ばしたりすると痛いという人に、ここへ灸をすえると治るところであります。

　その骨の下をさぐると第2腰椎の棘突起がありまして、その下くぼみに命門というつぼがあります。ここも腰痛によく効くつぼでありまして、昔から腰

が痛いときに命門に灸をせよといわれています。また出血止めの灸穴ともされて子宮出血や痔出血から鼻出血の血止めのつぼとされておりまして、一方には命門すなわち命の門であるとして精力の源泉がここにあるとされている大切なつぼであります。

このつぼの両側命門というつぼから2本の指をならべただけずつ左右へ開いたところ、すなわち2横指ずつ開いたところに腎兪というつぼがあります。ここは性欲減退に効きめのあるところでインポテンツや早漏、快味減少の治療穴として用いられています。

また、このつぼや命門をとりますときは左右の腰骨を一線に結んだところが第4腰椎ですから上へ第3、第2とあがって数えても容易にとることができます。

背部や腰部のつぼをとりますときは、このようにして肩胛骨の両骨端を一線に結んで第7胸椎を求め、腰骨の頂点を一線に結んで第4腰椎を求め、そこから上へとか下へとさがすと第5胸椎棘突起の下、第8胸椎棘突起の下というように、たやすく探すことかできまして、また、その両側にあるつぼもとることができるのであります。

おなかのつぼをとる方法

おなかのつぼをとりますときには、蛙のおなかでは、どうにもなりませんが、幸いに人間のおなかにはお臍があります。このお臍を目標にとることにしているのであります。

第1にお臍から下へ恥骨という、おなかの下の堅い骨のところまでを、5寸として5つに割りつけて任脈という経絡の経穴、すなわちつぼを5つとることにしています。

1番下の恥骨の上際を曲骨と申します。このつぼのとり方は、臍から手掌でこき下げて堅い骨に突き当たります。その正中線が恥骨接合のところでその上際、陰毛部に取穴します。

このつぼは尿道炎、膀胱炎には実によく効くつぼで、おとなの夜尿症にもぜひ利用すべきであります。また婦人病にも著効があってみのがせないものがあります。

それから上へ1寸、すなわち5分の1の寸法を上へのぼって中極という

つぼがあります。このつぼは膀胱炎、尿道炎や膀胱麻痺、月経痛、月経不調によく効きます。

　その上へまた1寸、この1寸は前にも述べたようにお臍から恥骨までを5等分した5分の1を1寸といっているのでありまして、いまの中極からまた1寸上は関元というつぼで、ここへ灸をすえますと下腹が非常に温かになるところで古くから不妊症を治すつぼとされています。また臍下丹田ともいわれるのはここのところでありまして、ここに力を入れると元気が出るとされ、お臍から測れば臍下3寸、曲骨からは2寸上ということになります。

　この関元というつぼの上1寸、臍からは下へ2寸が石門というつぼであります。昔から婦人の下腹石門に針や灸をすると一生妊娠できなくなるからいけないと伝えられていますがそんなことはなくて、腸の病にはよく用いられるつぼであります。

　今度は1寸でなく半分の5分だけ石門から上へ、臍から下へは1寸5分に気海というつぼがあります。気の海と名づけるくらいですから、ここは元気のみなぎっているところというのであります。気海丹田に力を入れるという気海がこれで、丹田は前の関元のことであります。それだけに男子の精力増進、婦人病の治療に利用し、さらに虫垂炎の劇痛に対しては、多壮といって、たくさんの数のお灸をすえますと頓挫させる効果があります。

　次に臍下1寸に陰交というつぼがあります。下腹が冷えたのを治す効きめがあり、それ故に下痢止めの特効あるつぼでもあります。

　そしてお臍の中央を神闕という名前がつけてありまして、お臍の穴へ塩や味噌をつめて、その上に艾をのせて燃やして火熱を透して温めたり、温灸器で温熱刺激を加えるという方法が行われます。この方法で胃腸のいろいろな症状が治ってきます。

　今度は臍から上のつぼのとり方でありますが、これはみぞおちのところから臍の中心までを8等分して、8分の1を1寸とします。

　臍の上1寸は水分というつぼで腎臓病でむくんでいるのを治します。その上へ1寸に下脘というつぼがあります。この次に中脘とか上脘というつぼがありますが、この脘というのは胃脘と申しまして脘は袋ということで、つまり胃袋のことであります。

　下脘というと胃袋の下方ということを意味します。したがって胃下垂病によ

る胃症状をよく治すつぼであります。

　その上へ1寸のぼります。臍からは3寸となりますが、そこは建里というつぼがあります。腹が張ったり、消化不良、食欲不振に効きます。

　臍上4寸へのぼりますと中脘というつぼがあります。ここは8等分の中心点になり、胃の中央で中脘ということでありますが、東洋医学で胃というのは、西洋医学の胃とはちがっています。西洋医学では解剖して取り出した胃袋を胃というのですが、東洋医学では解剖しないで消化機能全般を胃というのであります。だから胃の中央である中脘は消化機能全般の中央でありますから、肝、胆、膵、胃、腸の病気全般を統べて、その症状に効くのであります。

　その上へ1寸のぼって上脘というつぼがあります。これも消化機能全般に効き、ことに胃炎、胃潰瘍、胃部の痛み、催嘔と反対に嘔吐を止めるのにも効くつぼであります。

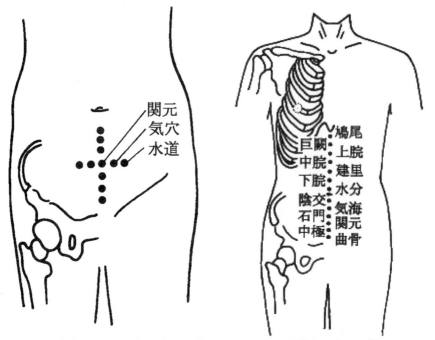

　その1寸上、みぞおちから2寸下のところは巨闕というつぼで、これは今までのつぼのように消化機能に効くのではなくて、心臓病に効くつぼであり

ます。動悸、息切れ、心悸亢進を鎮静させます。

　みぞおちから下へ1寸のところが鳩尾穴であります。左右の肋骨弓を指でおしあげていって指の止まったところの叉になったところがみぞおちで、そこから下へ1寸にとります。

　ここも心臓病に効くつぼで、そのほかに吃逆すなわちしゃっくりをとめるつぼでもあります。

　このように、おなかのつぼをとりますにはお臍を目標にし、お臍を中心にして、お臍から上へみぞおちまでを8等分して、それを1寸として7つのつぼをとり、お臍から下へは恥骨までを5等分して1寸として寸法を割り出して6つのつぼをとるのであります。

　そして、これらのつぼの経路は任脈というのでありますが、この任脈のつぼを定めてとりますと、その両側には胃経のつぼが5分はなれたところに並んで存在し、2寸ひらいたところに胃経のつぼが並んで存在します。その腎経や胃経のつぼをとりますときにまず任脈のつぼを目標とし基準とするのであります。

　たとえば胃経の水道というつぼがあります。このつぼは膀胱や子宮、尿道の病気を治すのでありますが、このつぼをとりますときは、今までに述べました任脈の関元というつぼをまずとりまして、それから左右へ2寸ずつ開いたところへとればよいのです。関元は臍下3寸であります。

　また気穴という腎経のつぼがあります。これは月経痛や月経不順、子宮筋腫に効くつぼですが、このつぼをとりますときは、今の関元からならべて左右外方へ5分開いたところに求めるのであります。

　おなかのつぼを取るには、このようにしますと容易にとることができるのであります。

胸のつぼのとり方

　胸のつぼをとりますには両方の乳首を目標にしますと容易に求められます。乳首というのは、たいていの人が、第5肋骨の上縁で、第4肋間にあります。肋骨というのは、俗にいうあばら骨のことで、第5肋骨といえば5本めのあばら骨、第4肋間というのは、4番めのあばら骨とあばら骨の間ということであります。

それでありますから乳首は第4番目のあばら骨とあばら骨の間、第4肋間の左右にあります。この両乳首のところを紐で一線に結びまして、その正中に当たる胸骨のところを指でおしますと、ずうっんと中のほうへ響くところがあります。ここは膻中というなまえのつぼであります。このつぼは別に上気海とも呼んでおりまして、つまり上の気の海、前におなかのつぼのとき、臍の下に気海というつぼがありましたでしょう。あれは下気海で元気の海、こちらは上気海で心気力の海というようにいわれておりまして、心臓のはたらきに関係がある大切なつぼとされています。

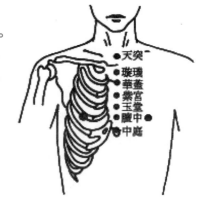

　ですから、このつぼは心悸亢進を鎮めたり息ぎれを軽くするはたらきがあり、ここへ灸をすえますと、お乳の不足している婦人、すなわち乳汁分泌不足に対して分泌促進の作用がおこり、乳汁分泌増進をはかることができます。なお、このほかに妊婦のつわりを消すことに妙効があります。

　このつぼをとりますときに経産婦は乳房が下垂しておりますから、仰臥させて乳首を正位に安定させます。そうしますと第4肋間に相当するところに乳首が定まりますから、それから両方の乳首を一線に結んで膻中をとるのであります。

　この膻中から下へ中庭、上へ玉堂、紫宮、華蓋、璇璣というつぼが1寸6分ずつの間隔で、胸骨の上にあります。それらのつぼは、まず膻中をとりまして、それを基準にして順にとりますと、容易に取穴できるのであります。同時にその両側に腎経や胃経のつぼがならんでおりまして、これも真ん中を定めてからとりますと、わけもなく、また正しくとることができるのであります。

　この胸骨の上のほうは凹んでおります。これは解剖学では胸骨頸切痕となまえをつけてありますが、その上のほうで、首の正面に結喉といって甲状軟骨の隆起部があります。もっとわかりよく申しますと、のどぼとけというふくらんだところであります。そののどぼとけのふくらんだところの下と、胸骨の上のほうのへこんだところの間に、天突というつぼがあります。ここへお灸を

すえますと、咳を鎮静させたり痰のきれをよくするに妙というほどの効きめがあります。喘息にも声のしわがれたのや、のどがムズムズするのにもよく効くつぼであります。

　このつぼをとりますときは、甲状軟骨隆起部つまり結喉から指頭でもって下へきさげてきまして、胸骨頸切痕窩のところまできてどんと指がとまるところで、なかへズウンと響くところに取るのであります。

頭の中のつぼのとり方

　頭にもいろいろと、たくさんのつぼがありますが、その中でもっとも有用なつぼを選んで述べることにします。頭の中のつぼをとりますにも、やはり第1に真ん中の正中線のつぼをとりますと、ほかの両側にあるつぼがとり易いのであります。

　まず額から上にのぼって頭の毛髪の中に上星というつぼがあります。このつぼは前髪際を入る1寸ということになっております。前髪際というのは前のほうの頭髪の生えぎわということでありますから、前の髪の生えぎわから1寸中にはいったところというわけであります。

　ところが、ただ髪の生えぎわといいましては、はっきりと寸法を定めることができません。なぜかと申しますと額のところが禿げ上がっていますと髪の生えぎわがありません。また額のところの広い人と狭い人もあります。

　そこで、この上星というつぼをとりますときは、手の掌面で手関部のところに横紋といいまして、横すじがあります。その横すじを鼻尖に当てまして額に沿って中指の先端が頭の中へといきます。その中指の先端の当たるところにつぼをとります。そうしますと、ちょうど定められている前髪際を入る1寸というところになるのです。このつぼは鼻閉塞といって、鼻づまりになっているときに灸をすえますと、すうっと鼻の通りがよくなってきます。また指頭で強く圧していても一時鼻の通りがよくなります。

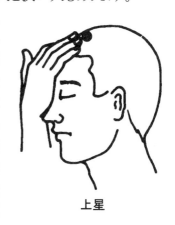

上星

　かぜを引いて、みず鼻汁がダラダラ出て困るときに、灸をすえますとやは

り即座に鼻汁がとまります。そればかりでなく副鼻腔炎といって俗に蓄膿症という鼻の病気にも灸をすえますと、はじめは余けいに膿汁のように鼻汁が流れ出てきて、しまいにきれいに治るのであります。

次に頭の中央に百会というつぼがあります。「頭の中央、旋毛の中、両耳尖に直る。豆を容れるべきにあり」と十四経発揮という中国の滑伯仁という医者が著した本の中にその部位が述べてあります。

この本のいうとおりに従ってとりますと左右の耳尖、つまり耳の頂点を右から左へと紐でつないで、今度は正中線を前髪際から後髪際までつないで十字に交叉する点、ここを百会とするというのであります。そして、そこは旋毛の中になり、豆を容れられるように陥んでいるというのであります。

しかし旋毛、つまりつむじでありますが、これは人によって所在が同じでありません。つむじ曲がりという人もあるでしょう。また、ここのところがビリケン頭といって、へこまないで小高い人がありますから、旋毛の中だとか、豆を容れるべくへこんでいるということには拘泥しないで、耳尖の連耳線と正中線の交わる点に百会というつぼをとれば正確であります。

ここへ灸をすえますと頭の中が、ひじょうに軽くなります。その結果として頭痛やめまいが治り、血圧亢進が鎮まって血圧が下がり、肥厚性鼻炎の鼻づまりを治します。また蓄膿症の治療には前述の上星というつぼと併用して、著効を奏します。そのほかに脱肛や痔疾の治療にも古くから用いられております。

後頭部のほうに瘂門というつぼがあります。これは後頸部、項窩の中といいまして、後ろの頸のところを指でこきあげていって、どんと突き当たるくぼみのとこで頭の中へ、しみこむように響いて感じるところへとります。

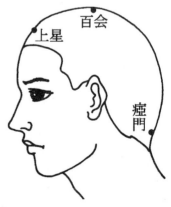

ここは脳出血や動脈硬化症からくる言語障害、俗にいう「ろれつがまわらない」というのを治すつぼとして古くから用いられています。瘂というのは口がきけないとか言語を発するのに困難だということを意味しているのであります。だから瘂門は言語障害の治療をするつぼだとされています。

しかし、私はそれよりも、鼻出血の出血どめの頭痛によくきく灸つぼということを経験しております。かぜをひいて頭が痛いというとき、ことに前頭部の頭痛のときに、このつぼへ灸をすえますと、まるでその灸のあつさが頭の中へ釘でも打ちこまれるように、浸みこんでいって、すえているうちに頭痛が鎮静してきて、忘れたように即座に鎮静作用を現すのであります。
　また背中や項部がこわばったように痛いときに、この瘂門というつぼに灸をしたり、指で強く圧迫していると、こわばりがとれてきます。昔からこの瘂門に灸をすると人をして瘂瘖にさせるから灸をすえてはいけないといっているのですが、そんなことはありません。私は永年の間頭痛を治すのにもっともよい灸つぼとして用いております。
　頭髪の中へ灸をすえますと、その部分が禿げてしまわないかと心配する人がありますが、頭髪の中の灸というものは、決して毛根までも焼きません。ですから灸をすえたために禿になるということは絶対にありません。
　灸をすえているうちに、そこへ痂皮（かさぶた）ができて、その下から毛が生えてきて痂皮を浮き上がらせ、灸をすえるのをやめますと痕も消えてしまいます。また禿になるどころか毛髪が灸の刺激を受けて、よけいに毛が生えてくるのです。
　禿頭の人に百会と上星に灸をすえていますと、そこのところだけに毛が生えてくるからおもしろいものです。また白毛の人だと、そこだけ黒い毛に変わります。なお永く灸をすえていますと赤毛の人が黒い毛髪に改善されてくるのであります。ある蓄膿症の婦人が毎日つづけて上星と百会へ灸をすえているうちに蓄膿症が治癒したころに美容院で驚くほど良い髪毛に変わってしまったという事実を経験しております。

その他のつぼをとる法

　背中や腰は今まで述べましたように骨格を目標にし、おなかは臍を中心にしてとるのでありますが、そのほかに手ではかったり、手や足を曲げて、でてくるしわ、このことを横紋と申しまして、そのしわの頭、横紋頭にとるとか、縄折法といって縄や紐ではかったり、その紐を2つに折って寸法をとるというように、いろいろの手段があります。

大椎のとり方

　まず私どもが前へかがんでみますと襟首のところにポカリと大きな骨が出ます。これは第7頸椎という頸の7番めの骨であります。この骨の棘突起は一番長大でありますから、大きく突出しています。それで昔の中国の漢方医学者は、これは大きな椎骨であるから大椎と呼び、この骨の下くぼみ、すなわち棘突起の下に大椎穴というつぼを定めたのであります。

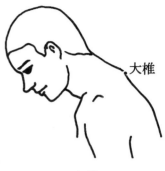

大椎
前へこごむとポカリと襟首のところへ出る骨が第7頸椎、その下くぼみが大椎

　このつぼを取りますときは、今述べましたように頭を前にこごませて、襟首のところにポカリと突出する骨を指でおさえて頸を左右に動かしてみます。これに伴って動く突起ならば第7頸椎でありまして、その下は胸椎の1番めで、これは肋骨が附着していますから動きません。その動く突起の下につぼを取ります。この大椎穴というつぼは感冒を治す名灸穴でありまして、かぜをひいたときには、すぐに多壮といって20壮か30壮すえますと即座に治ります。流感の予防に毎日7壮すえるのもよろしいし、かかったらすぐに多壮灸をすえますと、寝こむということもなく治るものであります。また昔からおこりのときに大椎の灸をせよといっております。おこりというのはマラリヤのことで、これは実際に効果があります。また発熱に対して熱の引き下げにも効きます。もう一つの妙効は、アレルギー性鼻炎といってクシャミの連発、目から涙がでて鼻汁がたくさんでるという、しまつのわるいのが、ここでピタリと止まります。もちろん、この場合も多壮の灸をすえます。

合谷のとり方

　手に合谷というつぼがあります。このつぼは手の大指と次指の岐骨の間陥中といって、第1中手骨と第2中手骨のふたまたのくぼみにあります。このつぼをとりますときは、右の手を開いて拇指と食指を伸ばして開かせ、そのまたのところへ左の拇指の第2節をかけて、ふたまたのところを圧迫し拇指先端のところにつぼをとります。このつぼは視力増進に効きめがあり、血

圧亢進を鎮めるはたらきがあります。
　さらに化膿性疾患にも効果があり昔からある静岡県草薙というところの桜井戸家伝面疔の灸というのは、この合谷というつぼへ多壮のお灸をすえて治したので有名であります。今でこそ抗生物質ができて面疔も容易に治癒しますが、その薬のなかった時代には面疔もなかなか難病で生命に危険な腫物でした。ですから全国から顔を腫らした人が草薙まで出かけて合谷へ灸をおろしてもらったものです。合谷へたくさんの壮数でお灸をすえているうちに、ひとりでに口が開いて膿が出て治ってしまうのでした。東海道線草薙駅はこのお灸を求める人のために設けられたというのですから、抗生物質のない時代に、この化膿性疾患治療がいかに大衆から頼りにされたかが、うかがわれます。

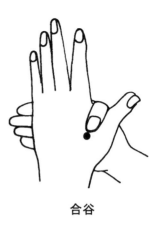
合谷

手の三里と曲池のとり方

　手の肘のところに曲池というつぼと手の三里というつぼがあります。肘を曲げますと、曲げた肘のところにしわができます。そのしわのことを肘窩横紋と申します。そのしわの頭のところ、すなわち肘窩横紋頭を指で圧しますと、ジンと浸みこむようにいたみを感じます。ここか曲池というつぼであります。このように手を曲げてしわのできるところにつぼをとる方法もあります。

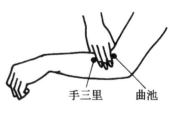
手三里と曲池

　この曲池から食指、中指、環指と3本の指をならべて、その3本の指の寸法だけ隔たったところに手三里というつぼがあります。曲池も手三里も脳溢血の後遺症で漢方医学で中風といっている疾患の治療には欠くことのできない必要なつぼであります。
　また曲池は眼がかすんでぼんやりしたときに灸をすえますと、眼がはっき

りしてきます。そんなことから老眼予防のつぼともされ、頭痛や肩こりの誘導的な効きめもあります。

手三里のほうは、のぼせ引き下げや脳貧血を治療するつぼで、また化膿性の皮膚疾患である癤や疔癰を治す妙穴とされています。この場合には20壮とか30壮と多壮の灸をすえる必要があります。ときによっては、あついときはあつくないようになるまで、反対にあつくないときはあつくなるまで、いくつでもすえると妙効を奉するのであります。

肩井のとり方

肩に肩井というつぼがあります。前に述べた大椎というつぼと肩髃という肩先の突端を一線に結んだ、その中央のところであります。このつぼのとり方には、ふたとおりあります。そのひとつは手をまげて肘を胸につけてその手を肩の上にかけて中指先端の当たるところに点をとります。今ひとつの方法は、右手の食指と中指、環指の三指を揃えて左の肩の上に当てて、中指の先端の当たるところで、おすとズウンとこたえるところをつぼにします。

どちらの方法でも同じところが得られます。このつぼの場所は肩こり症状のいちばんよく現れるところでありますと同時に肩こりをよく治す急所になります。このつぼへ灸をすえたり、市販されている粒状の金属の玉（銀粒など）を貼って、もみこむようにしておくと肩が柔らかくなってきますから肩こり治療には欠かすことのできない大切なつぼであります。

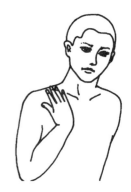

肩井

膏肓のとり方

背中に膏肓というつぼがあります。場所は第4胸椎棘突起の下を左右外方に3寸ずつ開いたところにあります。ところが第4胸椎をいざ探すということになりますと、なかなかむずかしく、さらにそこから3寸開いたところなどというと、なおさらやっかいでありますが、このつぼを容易にとる便法があります。

その方法は、まず右手を左肩から背中へ深くかけて、中指の先で左の肩胛骨のふちをさぐり、その中指の先がとどいたところをつぼとします。次に左手を右肩へ同じように深くかけて、中指の先が右の肩胛骨のふちにとどききったところをつぼとして左右 2 ヵ所にとるのであります。このようにしますと、ちゃんと第 4 胸椎棘突起の下を外方へ 3 寸開いたところに当たるのであります。

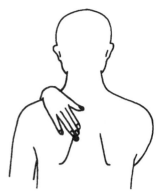

膏肓
肩へ手を深くかけて中指の先のあたるところ

　このつぼは痃癖とかけんぴきといって肩こりの反応が強くでるところでありまして、同時に前に述べました肩井とともに肩こりを治す重要なつぼであります。また呼吸器や心臓の病気がありますと、この膏肓というつぼにこりとなって現れます。そして、ここへ灸や鍼、その他の刺激を与えますと卓効があります。

　このつぼにはおもしろいエピソードがあります。昔、晋の景公が病を得て秦の名医緩に診療を求めましたところ、緩の来る前日に景公が夢を見ました。その夢というのは、自分の病気の精が夢の中で 2 人の豎（子供）となって現れ、ひとりが「緩は名医だから彼の匙加減にあっては、とてもたまらぬからどこへ逃げたものだろう」というと、他のひとりが「肓の上、膏の下へ逃れれば薬がとどかないさ」といって相談していたというのであります。

　翌日緩がきて診察をしてから「公の病は膏肓にはいっているから医薬では治療の道がない」と断じたそうです。景公は「これはすばらしい名医である」とすっかり感心してしまって礼を厚くして帰国させたと左伝という古い漢文学に出ております。

　膏というのは胸内上部、肺臓のこと、肓というのは心臓の下、横隔膜の上で、この 2 つの部分に病気がはいったならば、どんな良薬でも治しようがありません。

　よく世間で病気が重くなって治る見込みがなくなると病膏肓に入ると申しますが、この故事から出た言葉であります。また「病こうもう」といっていますが、これは誤読が慣用読みとなったもので、膏肓（こうこう）というのが、ほんとうであり

ます。

肺兪のとり方

肺兪というつぼは背中の第3胸椎棘突起の下を外方左右へ1寸5分ずつ開いたところにあります。このつぼのとり方も前に述べた膏肓のとり方と同じ要領でありますから、ついでに述べておきます。

右手を左肩へかけますが、この場合は膏肓のときのように深くかけないで、手首を肩へのせるぐらいにしまして、中指の先の当たるところをつぼとします。同じように左手を右肩へかけて中指の先の当たるところにつぼをとります。このようにしますと左右の肺兪が得られるのであります。

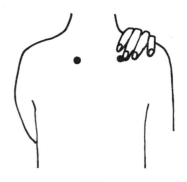

肺兪
手を浅くかけて中指の先のあたるところ

なおついでに申しますが、この左右の肺兪の中心に身柱というつぼがあります。身柱は第3胸椎棘突起の下でありますから、左右の肺兪をとりましたときは、その中心に身柱を求めますと、これも容易にとることができるのであります。

肺兪というのだから、このつぼは肺病すなわち肺結核を治すところだろうと考えるかも知れませんが、少しちがいます。

西洋医学で肺といえば胸廓内にある左右の肺臓のことだけをいいます。ところが東洋医学で肺と申しますと呼吸器系のすべて鼻、咽喉、咽頭、気管、気管支、肺と範囲を広くいうのであります。したがって肺兪というつぼは肺ばかりではなく、呼吸器系全般の広い範囲での病気を治療するつぼであります。

また古くから肺兪のことをウチカタという別名で呼んで肩こりの治療点であると同時に脳溢血の予防のつぼにもされております。

俗間でウチカタに灸あとのないものと旅をともにするなといわれておりますが、これはウチカタに灸あとのある人と旅をしたならば、予防がしてあるから途中で脳溢血をおこすようなことがなく、安心して道づれができるという意

味をもった俗諺でありまして、古人はそれだけ、この灸つぼを頼りにしていたのでありました。

足三里のとり方

手に手三里というつぼがありますように、足にも足三里というつぼがあります。ここに灸をすえますと保健法となるというので、昔から多くの人に知られております。

彼の芭蕉翁も旅をするときは必ず足の三里に灸をして出かけたと奥の細道に書いてあります。これは旅に出て病気をしないようにと予防法として行ったものであります。

また三里の灸を一般の人が知っているのは、お染久松のお芝居で、野崎村の段に久作が足の三里に灸する場面がありまして、この劇を通して知っているのであります。

久作が年をとったが、じょうぶで長生きをして孫の顔がみたいからと、お光に足の三里に灸をすえてもらう、すると家の外へお染がきているために、それに気をとられてまちがえて久作の頭に灸をすえてしまいます。「そこは頭じゃ、頭じゃ、頭に三里があるかやい」と笑わせるところがあります。このお芝居を観た人たちはみんな三里の灸を知らされるわけであります。

さて、このつぼは膝の下へ3寸、脛骨という、いわゆるすねの骨の外側にあります。このつぼを取る便法は、膝を立てて膝関節の、俗に膝坊主、膝小僧といわれ、あるいは膝のお皿と、いろいろなことをいっていますが、実は膝蓋骨という丸い骨が膝関節のところにあります。その上くぼみのところへ拇指をあて、中指の先ですねの骨の外側をギュウッとおさえるとズウンと足の指の方へひびくところがつぼであります。

この方法は自分の足にとる方法でありますが、他人の足にとってやる場合は、膝を60度にまげさせて、大腿部と下腿部と床面で正三角形になるようにします。そして脛骨の前

足三里

面を指でおし上げていって指の止まるところで、脛骨によった外際で、ギュウッとおすと足の先のほうへ響いていくところがつぼであります。
　このつぼは古来から中風予防の灸穴として賞用され、中風の治療穴の1つにもされております。その他には神経衰弱、ヒステリーの情動を鎮静させる効果は、自律神経安定剤以上のものがあります。

三陰交のとり方

　足の内側で下の方に三陰交というつぼがあります。このつぼも利用範囲が広く、いろいろな病気に効くのであります。
　とり方は内くるぶしという脛骨と足首の骨とをつなぐところに、こんもりと丸味をもって高くなっている骨があります。これは内踝と申しますが、その丸味の上際のところへ、4本の指をならべ、それだけ隔たった上のところで脛骨から少し離れたところを、指で圧しますと圧痛の強く感じるところがつぼであります。

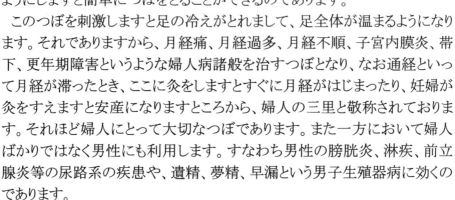

三陰交

　この方法を手一束のとり方と申しますが、このようにしますと簡単につぼをとることができるのであります。
　このつぼを刺激しますと足の冷えがとれまして、足全体が温まるようになります。それでありますから、月経痛、月経過多、月経不順、子宮内膜炎、帯下、更年期障害というような婦人病諸般を治すつぼとなり、なお通経といって月経が滞ったとき、ここに灸をしますとすぐに月経がはじまったり、妊婦が灸をすえますと安産になりますところから、婦人の三里と敬称されております。それほど婦人にとって大切なつぼであります。また一方において婦人ばかりではなく男性にも利用します。すなわち男性の膀胱炎、淋疾、前立腺炎等の尿路系の疾患や、遺精、夢精、早漏という男子生殖器病に効くのであります。

第 3 章 つぼによる治療法
つぼによる治療法
肩こり症の治療

　筋肉が働いているときは、その部分にたくさんの血液が集中し、栄養素と酸素を供給すると同時に、そこに老廃物も発生しますが、それらは血液によって運びだされます。

　この機能が円滑に行われないと病的な現象が現れることになり、これが肩に現れたのが肩こりであります。こうしたことはからだの他の部分にも起こりますが、肩は特に不調を起こしやすいのです。

　なぜ肩が特に不調を起こしやすいかといいますと、いろいろの機能活動の荷重はみんな肩へ集まるからだというべきであります。たとえば昨夜はまんじりとも眠れなんだという不眠症、あるいはくたくたに疲れ切ったというときにはまず肩がこります。病気のとき呼吸器系、循環器系、消化器系の病気での内臓反射もやはり肩へ現れてきて肩がこります。

　こんなわけで肩こりとひと口にいっても、いろいろな原因からくるのですから、その根本原因の病気を治さなければ根治はできないものです。しかし、肩こりに対するつぼを用いて治療したとき、一応は肩が軽くなり、肩こり症状は消失します。そうしてから原病があるならば、その治療をすればよろしいのです。

つぼ

　肩井(肩の中央部)・肩中兪(大椎の外方2寸)・肩外兪(肩胛骨の内角)・膏肓(第4胸椎の外方3寸)、この左右8つのつぼを用います。

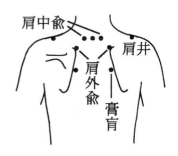

つぼの用い方

　以上8つのつぼをとりましたら親指でそのつぼを押してみますと、ズウンと芯にこたえる圧痛があります。もし感じなければつぼが外れていますから、その近接のところをおしてみて感じるところをつぼとします。お灸は米粒より少し小さくしてだいたい7壮です。

五十肩症の治療

　五十肩症というのは医学名ではなく俗称であります。だいたいが40～50歳の年代の人に好発しますところから、この名前で呼ばれたのであります。
　肩胛関節周囲炎または肩頸腕症疾部というのが、ほんとうの病名となっています。肩関節の可動困難、上肢の挙上不能と前後廻旋不能が主な症状であります。
　この病症は俗にいう使い疾みというのが原因で、いってみれば若いときから過酷な肩や上肢の疲労荷重の積み重ねというものが多く右か左の一方がおかされるのであります。
　手が上に挙がらないから婦人は頭髪の手入れもできないのと、前後に廻すことができないために帯をしめることができないで苦しめられます。男性の場合でもワイシャツの袖が通せなかったり、オーバーを着ることができないで苦しめられます。

つぼ

　肩井・膏肓・天宗（肩胛棘の中央）・臂臑（上肢三角筋停止部中央）・臑会（上膊の後面、肩先から3寸下）・消濼（三角筋の後下方）・肩貞（わきの下のしわから2横指上）・天泉（上腕内面、手を下げて前のわきにできるしわから3横指下）・缺盆（鎖骨上窩の中央、ここは五十肩の泣きどころ）

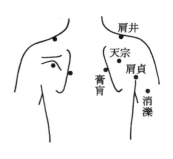

つぼの用い方

　つぼはいずれも圧痛を強く感じるところばかりであります。もし圧痛がなければ、そのつぼはやめるか一応その周囲をさがしてみます。缺盆というつぼは五十肩の泣きどころといって、かなり圧痛があり、その響きも手の指先までくるのです。同時にここはもっとも効果のあるところで忘れてなら

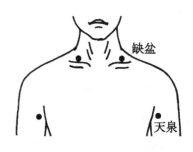

ないつぼであります。灸は米粒の半分ぐらいの大きさで7壮、しかし痛んでいる側の手は運動しないようにしなければ決して治りません。

よく運動をしないと関節がかたまってしまうからと体操をしたりする人がありますが、これは避けなければ早く治すことはできません。五十肩に限り運動をしないで安静にして灸をすえるのが一番よいのです。もともとが使いやみなのですから休めておけば治るのであります。

高血圧症の治療

血圧というのは心臓から血液が圧し出されるときの血管の抵抗をいうのであります。この抵抗によって現れる血圧に病的変化の起こった場合を高血圧症といいます。

腎臓病や糖尿病などの病気があって高血圧症となっているのを症候性高血圧症と称し、病気や原因不明で高血圧症となっているのを本態性高血圧症といっております。

症候性高血圧症はその原因である病気を治療することが重要で、原病が治れば血圧も正常値にもどります。本態性高血圧は良性ともいっていますが、血圧は高くていいものではなくて、できるならば正常値にしておくべきでありまして、そのために治療をせねばなりません。

つぼ

天柱(僧帽筋腱の外側)・肩井(肩の中央)・肩外兪(肩胛骨内側の角)・膏肓(第4胸椎棘突起の下を外方へ3寸開いたところ)・曲池(肘の横紋頭)・手三里(曲池の下3寸)、足三里(膝下3寸、膝下外側の脛骨縁)

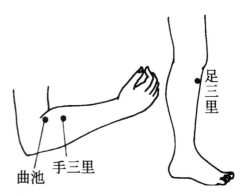

つぼの用い方

　天柱というつぼは後ろの髪の生え際の太いすじをこいていって突き当たるところで、圧痛があります。肩井も肩外兪も膏肓も指頭で押すとよくこたえます。このつぼを用いますと首から肩のこりがなくなり軽い感じとなります。昔から首をやわらかにしておけば中風にかからないと申しますが、首のこりをとっておきますと血圧の高いのが下がってくるから、そのようにいったのであります。

　血圧の高い人は、このつぼを用いて米拉の半分の大きさの艾で灸を3壮ずつすえるか、他の方法で刺激します。その他に食餌療法を菜食に改善したり、過労や心労と情動（憤怒）を避ける養生法を守らなければなりません。

脳溢血後遺症の治療

　脳溢血というのは脳の血管が動脈硬化を起こしているところへ、血圧が異常亢進し、そのために血管が破裂して、脳実質内へ出血することをいうのです。

　脳の血管が破れますと、その周囲に出血し血液が浸潤し、脳の大切な知覚や運動の中枢を圧迫したり破壊するから、突然に倒れたり失神します。

　その破れた血管が細い毛のようなときは一時卒倒しても、すぐに吸収されて、もとのとおりに回復しますが、太い木綿針ぐらいですと、半身不随になり、もっと太い1寸釘ぐらいのが破れますと、たいてい、そのまま死んでしまいます。

　脳溢血で倒れても破壊個所が小さくて幸いに生命をとりとめましても、脳の運動中枢が破壊されますから、半身不随になります。このことを脳溢血後遺症といいますが、東洋医学では昔から、これを中風といいました。中風というのは風に中るという意味で、脳溢血にかかったのはすなわち邪風にあたったからなるのだと観ていたのであります。

　そして古い中国の医学書に「中風は服薬すれば扶持すべし、全効を得るは灸治なり。ただ邪風を逐い出すだけでなく血脈を通じ陽気を回し気を益す。其の効述べ尽くし難し」といって薬ではいのちを保持するだけで灸でなければ半身不随は治せないといっております。

つぼ

百会・曲鬢(頬骨から上へ1寸、耳の付け根から前上方、耳朶を前に折り曲げて上角のところ)・肩髃(肩先)・曲池・風市(直立して上肢を下垂して中指先端がももに当たるところ)・足三里・絶骨(外くるぶしから4横指上のところ)

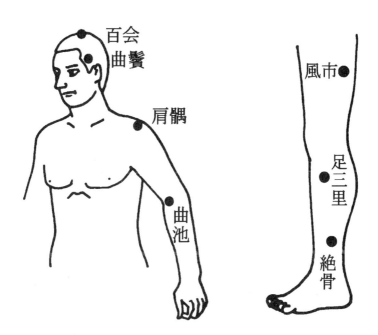

つぼの用い方

このつぼは中風七穴といって古くから漢方医に賞用されたもので、つぼはよく指頭で按圧して圧痛のあるところをさがします。灸は最初のうちは3壮ずつすえ、なれてきましたらば7壮に増やします。

手や足がしびれたり、だる痛いとき、この灸を毎月すえておくと中風なしと古書に書いてあります。老人で手や足のしびれは前駆症状の1つです。灸をすえれば中風なしとは中風にならないということでありまして予防の灸にもなるのです。

喘息の治療

　普通喘息といえば気管支喘息のことをいいます。しかし心臓が衰弱したために起こる心臓性喘息もありまして、これを見分ける必要があります。だいたい気管支喘息では吐き出す息が困難ですが虚脱がありません。心臓性喘息では吸う息も吐く息も苦しくて、しばしば虚脱に陥ります。しかも根底に心臓病があるのですからすぐに見当はつきます。虚脱というのは中枢性血管運動神経の麻痺したことをいい、末梢性毛細管の麻痺したものはショックといいます。

　とにかく喘息発作は突然に激しい呼吸困難と胸が苦しくて寝ていられなくなります。吸気のときは笛を吹くようにヒイヒイという声がでて、呼気のときはゼイゼイとさらに強く響きます。発作の止むときは咳をしてからネバネバした痰が出ます。この発作が数時間から数日つづきます。ときに喘息状態といって1週間以上もつづくことがありまして、患者は苦しめられますが、つぼを上手に用いて灸またはその他の刺激療法を施せば軽快好転します。

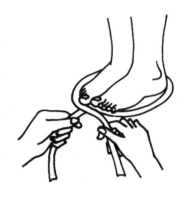

つぼ

　患者の両足を揃えさせて直立させます。その両足の周辺を紐でグルリと囲んで寸法をとります。その測った寸法の長さの紐をもって、のどの結喉、すなわちのどぼとけに当てて、背中に廻して、両端を合わせた背骨の上のところに仮の印をつけます。次に患者の口幅を計って、口幅の寸法の中心を仮の印のところへ当てて左右口幅だけ開いたところへ印をつけますと2つのつぼが求められます。この2つのつぼは喘息の人には強い圧痛がでていて、ここが喘息を治

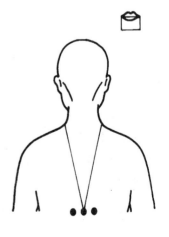

すところになります。

つぼの用い方
　このつぼはだいたい第7胸椎棘突起下のところと、その両側は膈兪というつぼに当たります。つぼを取りますときは、よく指頭でおして芯に応えるかどうかをたしかめます。もし感じ方が悪いようでしたら、その上下か左右に指をずらしますと、必ずずんと感じるところがありますから、そこをとります。そのとりましたつぼへ米粒大かその半分ぐらいの大きさで灸を10壮か15壮すえますと、喘息は楽になり、40歳ぐらいまでの人でありますと根治してきます。老年者でも軽快好転してまいります。

胃腸病の治療
　胃や腸がわるいという人はずいぶん多いものです。食後胃部がいたむとか、空腹になると胃がいたんでくるというのもあります。胃に圧重感があるとか、胃がもたれて空腹にならない。食欲がない。下腹がごろごろ鳴ったり痛んだりしてのべつ下痢をする、あるいは反対に便秘をする。2日も3日も1週間も便通がないというような胃腸症状を訴える人は相当な数になります。このような胃腸の病気には胃炎、胃酸過多症、胃下垂、胃潰瘍、腸炎と病名だけでもたくさんあります。
　これらの胃腸病に対しては薬もなかなか功を奏しませんが、つぼを用いて治療するとてきめんというほどに功を奏します。

つぼ
　胃腸病のつぼのとり方も前に述べた喘息のつぼのとり方と同じようにします。前と同じように両足を揃えて直立させて、両足をグルリと紐で囲んで寸法をとり、その紐をのどぼとけに当てて背に廻し両端を背骨の上で合わせて仮の印をつけます。その次に口の幅を計った寸法を仮の印に当てて左右に口幅

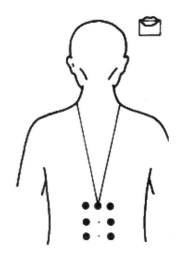

だけ開いたところへ2つのつぼをとります。ここまでは前と同じ方法です。その次は口幅だけの寸法を2つのつぼに左右1つずつ当てて下へさげたところに点をつけ、またその点から下へさげて点をつけます。そうしますと左右に6つのつぼをとることができます。この6つのつぼが胃腸病を治すつぼになります。

つぼの用い方

　胃の六つ灸というお灸のつぼがあります。膈兪、肝兪、脾兪と背骨の両側へ真田幸村の6文銭の旗印みたいに6つのつぼをならべてとるのです。このつぼは胃の六つ灸といいますが胃だけではなく肝臓や胆嚢の病気、腸の病気等消化器系統の病気に効くのであります。

　今ここにとりました6つのつぼも、胃の六つ灸より、口の幅を寸法としていますから、少し違いますが、同じように消化器系の病気に効きます。

　このつぼをとりますときも、点はつけてもやはり指頭で圧してそこが芯に応えるか否かをしらべなければなりません。そして芯にこたえるところへ、米粒大かその半分の大きさの灸を3壮ずつすえます。このつぼは灸ばかりでなく他の方法で刺激しても効果があるのはもちろんです。

夜尿症の治療

　夜尿症というのは幼い子供には多いものですが、大きくなれば、たいていが治ってしまいます。ところが6～7歳以上になっても、なお毎晩おねしょをするとか、夜間2回も3回もおこさねばならないと云うのであれば、まず病的だといわねばなりません。

　なぜ夜尿症などという病気になるのかといいますと、これは膀胱括約筋に分布している神経の障害が原因です。

　膀胱というのは腎臓から排出された尿が尿管を通って集まってくるのを貯めて体外へ出す嚢であります。その外側は縦に走っていて強く縮む力のある利尿筋にすっぽり包まれていて、この筋が収縮すると貯っていた尿が排出されますが、嚢の出口に輪になっている筋があって、口をしめているから、むやみに尿を洩らすことはなく、さらに尿道の方へ向かっても括約筋があって閉鎖していますから、寝床に臥してからでも尿意を催せば眼をさますの

が普通なのに病的になりますと、知らない間に洩らしたり夢をみて目がさめずに排泄してしまうのです。つまり眠ると脳の連絡なしに括約筋がゆるんでしまうわけです。これは薬物治療のできない難病ですがつぼを用いて治療すると効果があります。

つぼ

　陽関（左右の腰骨の上を紐で一線に結んで脊柱と交わるところ）・身柱（第3胸椎棘突起の下）・中極（下腹の横すじのあるところの正中で臍から4寸下）

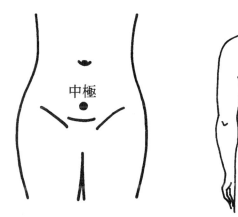

つぼの用い方

　身柱、陽関はよく指でさぐって骨のくぼみをさがし米粒の半分ぐらいの艾で灸5壮、下腹の中極も米粒の半分ぐらいの大きさの艾で灸7壮をすえます。中極は灸があついのですがよく効きます。このつぼは灸以外の他の刺激方法でも効果がでます。

　このほかに別法として第1胸椎から尾骨までを紐で測って、その紐を半折し、脊柱の中央を定め、そこに仮点を印し、その両側へ各5分ずつ開いたところをつぼとして、それぞれへ米粒半分の大

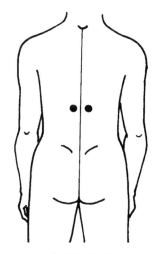

夜尿症別法

きさの艾で10壮ずつ灸をすえると効きめがあります。
　それから婦人遺尿症すなわち子供でなく成人者の婦人夜尿症に横骨陰門上頭穴という奇穴に灸する方法がありますが、これは素人には行えませんから省略しておきます。

精力減退の治療

　老衰したり糖尿病になると性欲がなくなってインポテンツになりますが、性欲そのものがなくなっていますから、なんの苦痛もありません。ところが性欲があってインポテンツになったのでは、なんのことはない蛇の生殺しみたいなもので本人の苦痛や煩悶は大きいものです。
　初老期になると精力が減退してきてうら淋しい感じをもつ人も多いが最近は若い人にインポテンツを訴えるものが増えている傾向があります。
　人間は性欲が旺盛で精力が充実していなければ、意気消沈してなにごともできません。昔から朝○○の立たないものには金を貸すなといっていますが、性欲の衰えているものは活動力もないのですから金は貸さない方がいいでしょう。
　過労の結果早漏になり快味減少に陥る、心身の過労によって起こってくるインポテンツ等を性ホルモン剤や刺激剤などを用いますと一時的にはいいでしょうが、あとでかえって悪い結果となってきます。
　つぼを用いてからだから力をつけ自分のホルモン腺を賦活して回復させるのでなければなりません。

つぼ

　命門（第2腰椎棘突起の下）・腎兪（命門から左右へ2横指ずつ開いたところ）・陽関（第4腰椎棘突起の下）・大腸兪（腰関の両側へそれぞれ2横指ずつ開いたところ）

つぼの用い方

　よく指頭で圧痛をしらべ芯にこたえるところをつ

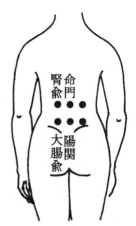

ぼとして米粒の半分ぐらいの艾で、それぞれへ灸5壮を毎日すえます。そうしますと1週間ぐらいたつと精力の充実感がはっきりとわかってきます。もちろん、もっと永くつづけて灸をしなければなりません。

婦人病の治療

　月経不順、月経過多、月経過少、月経痛、帯下、子宮内膜炎というような婦人特有な病気は骨盤内の血行不良が第1の原因であります。よく猫の鼻の頭と女の腰は冷たいものといわれておりまして、女の腰は冷たいのが、あたりまえだと考えられているのです。ところがこれは大へんな考えちがいで、腰は冷えていてはいけないのです。腰が冷えているのは腰部の血行不良があるからです。そして腰が冷えているから月経不順になったりするのであります。ですからつぼを用いて治療をしますと骨盤内の血行がよくなって、腰の中が温まってきて、いろいろの症状はきれいに治ってきます。そして元気がでて顔色までよくなってきます。

つぼ

　命門(第2腰椎棘突起の下)・腎兪(命門から左右へ2横指ずつ開いたところ)・陽関(第4胸椎棘突起の下)・大腸兪(陽関から左右へ2横指ずつ開いたところ)・風市(直立して両手を下垂し、もものところで中指の先の当たったところ)・血海(膝蓋骨の上方2寸半、ふくらんだ筋の上)・三陰交(うちくるぶしから4横指上の骨際のところ)

　中脘(臍とみぞおちとの中間正中)・天枢(臍の両脇2横指ずつ開いたところ)・中極(臍から4寸下のところ)

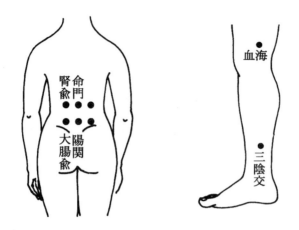

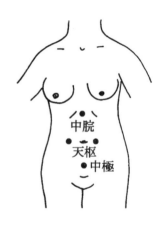

つぼの用い方

腰の冷えている場合は、これらのつぼを押しますと強い圧痛がでてきます。このつぼへ腰の方は米粒大の艾で灸5壮ずつをすえます。腹の方は米粒の半分ぐらいの艾で7壮すえます。腹の中極は火熱が特に内部へ直進するようにはいってまいります。そうすると下腹部全体が温まってきます。この灸をすえますと刺激で月経が早く来ることがありますが、心配しないで下さい。よい結果になるのです。

痔疾の治療

　痔にはいぼ痔、裂け痔、腫れ痔、穴痔、脱肛といろいろな種類があります。

　いぼ痔は痔核といって肛門粘膜に網の目のようになっている静脈に血が滞って脈の太さが平生の2倍から3倍にも腫れて腫瘤となったものをいいます。

　裂け痔は裂肛といって硬便や便中異物などのために裂傷を起こし、それがもとで小さな潰瘍を作ることが多いのです。

腫れ痔は肛門周囲の創傷から炎症が起こって腫脹、灼熱感、疼痛を起こし、排便・起座・歩行困難となるものです。
　穴痔は痔瘻のことで肛門の近くに管孔（瘻管）のできるもの、脱肛は直腸の括約筋がゆるんで、直腸の肛門附近の部分が外へはみ出してくるのを申します。
　これらのいろいろな痔の病気は下半身を冷やすことが第1にいけないことで、冷えることによって静脈が鬱血したり、腫れたりするのです。
　痔はつぼの治療でよく効きます。

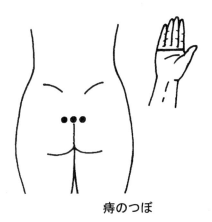

痔のつぼ

つぼ

　手をひろげて掌面で小指から食指までの4本の指の付け根を横に紐で測り、その得た寸法を腰の尾骨に当て上へのぼらせて、その紐の尽きたところへ印をつけて、つぼとします。次にそのつぼの両側へ各々1横指ずつ開いたところへ点をつけてつぼとします。合計3つのつぼになります。

つぼの用い方

このつぼは痔のすべてに効きます。つぼに当たるところは指頭でよく按圧して、圧痛の有無をしらべて、圧痛のないときは指をずらしてさがします。痔の悪い人は必ずここにつぼが出ているものでありまして、同時にここへ米粒大の艾をもって3つのつぼへ各々5壮ずつ灸をすえますと、たちまちに疼痛がなくなり腫れがひいて楽になってきます。

いたみを鎮静させ治療する

　私どもはいろいろの原因から痛みを発して苦しむものです。打撲や捻挫でいたんで苦しむこともあれば、胃痙攣や胆石痛で劇痛発作で苦しむこともあります。
　あるいはかぜをひいて頭がいたむとか、むし歯があったり歯根炎や歯痛

で困ることもありましょう。また神経痛やリウマチという病気になって、これはまた、ひととおりでないいたみに悩まされることもあります。

　このいろいろないたみも、つぼを用いまして鍼やお灸であるとか金属粒子で刺激を与えますと、副作用が少しもなく速やかに鎮静させ、治療することができるのてす。

1. 頭痛を速やかに鎮静させる法

　かぜをひいて頭のいたいときは、瘂門というぼんのくぼにあるつぼに米粒ぐらいの大きさの艾で 5 壮すえますと、あつさが頭の中へつき刺さるような感じがあって、たちまちに治ります。かぜではなくて普通に頭が重くていたいというときには、頭の中央にある百会というつぼへ米粒大の艾で灸を 5 壮から 10 壮すえますと頭が軽くサッパリした気もちになり頭痛も消散してしまいます。なお百会というところはお灸があまりあつく感じないところであります。

　もう1つ偏頭痛といって右か左の片側だけが痛む頭痛があります。これは、いたむ方の風池といって瘂門より外側のくぼみで、おすとなかへいたみが響いていくつぼと、肩の中央にある肩井へ米粒の半分ぐらいの艾で 7 壮ずつ灸をすえますと、わけなく治ります。

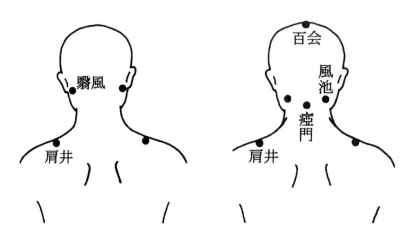

2. 歯痛を速やかに鎮静させる法

　歯のいたみは経験したものでないとわかりませんが、ずいぶんつらいもの

です。歯痛には肩井という肩の中央部にあるつぼと翳風という耳の後ろのくぼみにあるつぼに、米粒の半分ぐらいの灸を、それぞれへ7壮ずつすえますと、すえているうちに痛みが消えていきます。なお、このつぼは指圧をしても金属の粒をはってもよく効きます。

別法として手を交叉させて中指の先の当たるところに温溜というつぼがありまして、ここへ米粒の半分ぐらいの大きさの艾で10壮から20壮の灸をすえますと、これもまた速やかに効果があります。

このつぼへ灸をして、もしあつくなかったらあつくなるまで30壮でも50壮でも多壮の灸をすえるとよいのです。

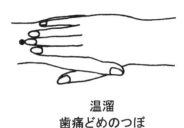

温溜
歯痛どめのつぼ

3. 慢性リウマチ様関節炎

膝の関節、肘、肩の関節等俗にいうふしぶしがいたんだり、腫れたりするのをリウマチというのです。ふしぶしの諸々が腫れていたむのを多発性慢性関節リウマチといっているのは独乙流の呼称で、これらをリウマチ様関節炎といっているのは英米流の呼称ですが、どちらにしてもいたいことに変わりはないのですから、患者にとっては病名などはどうでもよいのです。もっと真剣に治すことを考えてもらいたいのですが、医学界にまだいい治療法がないのが現状であります。しかし、つぼを用いての治療法にはあんがいよい成績を示しております。リウマチを治しますには、そのいたんでいたり腫れている炎症患部には手を触れないでそこから少し遠く隔たったところのつぼを用います。

たとえば膝関節のリウマチですと、膝関節からちょっと隔たった、梁丘という膝がしらから2寸上にのぼった外もものつぼと、血海という膝の内側で2寸上へのぼった内もものつぼ、陽陵泉といって膝の下で腓骨小頭という、触ってみるとわかりますが、丸い小さな骨の頭があります。その下へ指1本の幅だけ隔たった下で、ズウッンと足指の方まで響くつぼ、もう

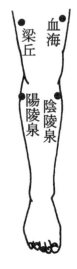

1つが反対の内側陰陵泉、これは脛骨すなわちすねの骨の後縁を上へすりあげていくと膝下で指のとまるところのつぼと、合計4つのつぼへ米粒の半分ぐらいの艾で灸を5壮ずつすえますと、いたみが楽になり日を経て腫れもひいてきます。

　肘関節の場合もやはり同じことで炎症部が肘関節にあるときは、そこから隔たりのある孔最という手の三里の裏側のつぼと、表側の手の三里というつぼ、手の三里は曲池といって、肘を曲げて、そこに出るしわのところから3横指、つまり3本の指をならべた端にとります。したがって孔最はその裏側にとればよろしいのです。

　リウマチの治療は、このようなつぼの用い方が局所対症療法になります。

4. 神経痛の治療

　神経痛というのは、ある知覚神経が冒されて起こる疼痛のことで、そのおかされた神経の分布経路に沿うて発作的に激烈な痛みを起こすもので、おかされている神経をおすといたみを感じる圧痛点のあるのが特徴であります。

　神経痛には三叉神経痛、肋間神経痛、坐骨神経痛があり此の3つは神経痛の中で代表的なもので三大神経痛ともいわれています。

　三叉神経痛は顔面に激痛発作が起こるのです。肋間神経痛は、あばらの間を通っている神経がいたみを起こすのをいいます。坐骨神経痛は腰から下肢へかけて分布されている神経のいたみをいいます。

　これらの神経痛もつぼを用いますと、よくいたみを消散しますが、専門的のことがあって、素人の方にはちょっとむずかしい点がありますから素人にできる方法だけを述べておきます。

(イ) 三叉神経痛を治すつぼ

　百会（頭のてっぺんの中央）・風池（瘂門から外側へ2寸のくぼんだところ、おすと頭の芯に響いていたみが透ります）・翳風（耳の後ろのくぼみ）・聴宮（耳前で小耳の際、口をあけると凹むところ）

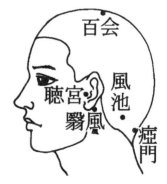

(ロ) 肋間神経痛を治すつぼ

　胸骨の正中線から左右へ2寸ずつ開いた肋間に圧痛点があります。そこをさがしてつぼとします。背中では風門（第2胸椎棘突起の下から左右へ2横指ずつ開いたところ）・肺兪（第3胸椎棘突起の下を左右へ2横指ずつ開いたところ）・心兪（第5胸椎棘突起の下を左右へ2横指ずつ開いたところ）・膈兪（第7胸椎棘突起の下を左右へ2横指ずつ開いたところ、第7胸椎棘突起は左右の肩胛骨骨端を一線に結んだところの正中線に当たります）

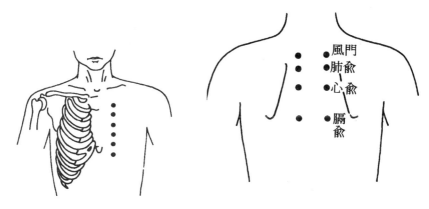

肋間神経痛の圧痛点

(ハ) 坐骨神経痛を治すつぼ

　腰では陽関（第4腰椎棘突起の下くぼみ、第4腰椎棘突起の下は左右の腰骨の頂点を一線に結んだ正中線）・大腸兪（陽関から左右へ2横指ずつ開いたところ）・小腸兪（大腸兪から2横指下へさがったところ）・胞肓（第2中仙骨稜突起の下を外方へ3寸ずつ開いた腰骨の中のくぼみ）・秩辺（胞肓から2横指下へさがったところ）・殷門（大腿後側の中央からやや下へさがったところ）・委中（ひかがみの中のすじの中央）・風市（直立して手を下垂してももにつけ中指の先端の当たるとこ

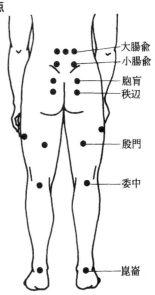

ろ)・足三里(膝のくぼみから3寸下)・崑崙(外くるぶしの後ろくぼみ)
　以上のつぼへ米粒の半分ぐらいの艾で7壮ずつ灸をすえます。灸でないときは金属粒子の類を、つぼをずらさないように貼ることもよい方法です。

おわりに

　東洋医学では私どものからだの中に、経路という生命エネルギーの走行路があることを認めています。そして、この生命エネルギー(気)が経路の中で不調を起こしたとき私どもは病気になります。
　病気になったときに、経路と経路をつなぐポイントである経穴―つぼというものがあって、経路の不調はこの経穴―つぼに反応を呈して変動が現れます。
　そこで、このつぼに鍼を刺し、灸を施し、あるいは金属粒子を貼るというような刺激を与えますと、経路の不調は調整されて病気が治るのであります。
　こうして観ますと、つぼというものは、病気を治す鍵穴のようなものです。この鍵穴へ鍼灸という東洋医学独自の物理療法手段の鍵を差し込みさえすれば容易に病気を軽くし回復させることができます。
　薬で治らない病気もずい分沢山あります。そういうときには、つぼという鍵穴へ鍵を差し込む治療法も役にたつものと思われます。また、つぼによる治療法は副作用の少しもない安全な方法という特長もあります。
　しかし、このつぼを用いての治療法は、3000年の歴史をもっている経験に経験を積み重ねられたところの、われわれの祖先から伝承された遺産であります。われわれは、これを現代の知識で受けとめて、よく咀嚼したならば、保健衛生の上に大きな利得であると信じまして、つぼの治療法を述べてみたのであります。読者のみなさんが、このことを理解し本書を病気を治療するために、健康を守るために活用して下さることを最後にお願いしておきます。

II 臨床の手引き

まえがき

　本書は著者が生前主催していた臨床研究会の機関誌「臨床の友」(昭和47年創刊49年1月まで18号を発刊し廃刊、編集発行は入江靖二、昼間政康の両氏で、鍼灸初学の臨床学習誌のサブタイトルがついていた。)の第9号から第18号までに10編掲載され毎月2回行われていた研究会のテキストとしても使われていた。臨床の友が廃刊になってからは「どうすればよいか－こうすればよい」のタイトルをそのまま使った単独のプリントとなり完全なテキストスタイルで会員に頒布されたが、惜しくも3編を発行したのみで氏の没を迎えてしまった。

　本書を読み進めていくとおわかりになると思うが、初めは随筆風の書き方であったのが徐々に講義的になり、最後には古典の引用だけにとどまってしまう。最初の臨床余録的語法で通された方が読者にとっては有難かったと思うのだが、本書を書いていた当時の著者の日常は、患者の治療(助手は使わなかった)、学校での講義、各地での講演、鍼灸治療雑誌の編集発行、それらの雑務、灸堂臨床余録の執筆、名家灸選釈義、黄帝明堂灸経の活用等の完成、いくつかの出版社からの定期執筆、等々を同時進行させていたという超人的なハードスケジュールで追われていたのである。その上に臨床研究会が月2回あり、その講義はもちろんテキストまで書くというのでは、先に述べた不満をいうのは酷であろうというものである。

　巻末に付したノートはその様な不満を充分おぎなうものと信じる。

1. 下痢

　下痢をしてナカナカとまらないという患者がきた。そして下痢がとまるように灸をすえてくれという。そういうときにはどうすればよいか。

　下痢というのは、カユ状や液状の腸内容物を排泄する病的な状態をいうのである。だいたいが、腸内容物すなわちフン便は有形で、粘土状の圧せばへこむ軟らかい形式をもって排泄されるのが普通であり正常である。

　しかるに、それがカユ状や液状の無形形状をもって排泄されるのは病的状態であるが、なぜそのような病的状態が発生するかというと、胃腸の病気のために起こるのもあれば、胃腸以外の病気のために起こるのもある。

　もう一つ、なぜ、このような症状が起こったかというと、腸内容物が腐敗性であったり、有菌性、有毒性で、腸内に停留しては、生理作用に障害を生ずるために起こる、生体防衛反応の現象でもあるということである。

　そうすると、下痢だ、それとめろ、というような、おいそれとはいかない場合もあれば、とめてはいけない場合もある。またとめなければならないこともある。要は、まずそのよってきたるところの原因から考えねばならない。

　そこでまず、おおまかに下痢症状を 2 つに大別してみよう。そうすると、1 つは急性胃腸カタル性下痢と、いま 1 つは慢性胃腸カタル性下痢ということになる。

〇

　急性胃腸カタル性下痢の多くは、食中毒性下痢であって、これは悪心、嘔吐、腹痛、ときによっては発熱を伴って下痢症状が起こる。こういうのは、医師の応急処置を必要とするものであり、下痢をいきなりとめるのではなく、原因である食中毒の中毒中和をするのでなくてはならない。

　しかし、そんなときに遭遇したとき、どうすればよいかというと、足の裏内庭に多壮灸を施せばよい。これは覚えておくべきであって、覚えておけば必ず役にたつことがある。

　裏内庭と、いまここでいうのは沢田流裏内庭のことで、これも奇穴の 1 つであるが、中国でいっている裏内庭とは違っているから注意されたい。中国でいっている裏内庭は、間中博士の訳著「奇穴図譜」にあるとおり、足底面で、足の第 1 指と第 2 指の間の縫合点をいっているが、沢田流裏内庭は、胃経の内庭穴の裏にあたるところ、本当に裏内庭というべき所である。

この取穴法は、足の大指の次指の指腹中央に墨を点じて、その指を折り曲げて、墨を掌面に転写させて、そこを穴とする方法と、もう1つは、次指付根の横幅の寸をもって正三角を作り頂点を穴とする方法とがある。どの方法でも裏内庭穴が求められる。

この穴の施灸には条件がある。それは灸をすえて熱くないということであって、もし1壮で熱ければ、それは中毒を起こしていないということになる。

そして熱くなかったならば100壮でも200壮でも熱くなるまですえる。

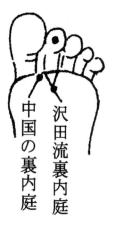
沢田流裏内庭
中国の裏内庭

熱さがシンにとおって耐えられない熱さになったとき中毒症状は中和する。ところが、中毒症状が中和しても、なお腸が惰性で下痢が止まらないとき、またあるいは寝冷えをして急性大腸カタルとなったとき、これは下痢を止めなければならない。

そのときは、腹部の中脘、天枢、水分、肓兪、陰交、とヘソを中心とした各穴を取穴する。

この取穴法を述べる。

1. 中脘1穴は、鳩尾からヘソの中心までを紐ではかって、その寸法を半折して、鳩尾からヘソへむかってとる。
2. 天枢2穴は、ヘソの中心から左右へ2横指半にとる。
3. 水分1穴は、鼻下人中の長さをはかってヘソの中心から上へとる。
4. 陰交1穴も、鼻下人中の長さをはかって、ヘソの中心から下へとる。

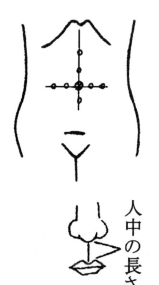
人中の長さ

各穴を取穴したならば、だいたい10壮を基準として半米粒大の艾炷をもって施灸する。

この灸をすえるとき皮膚面をよく注意する。ヘソの周囲が発赤し、ヘソを中心として腹の中が温

まってきたとき即効的に治癒効果を奏する。
　このヘソの周囲の灸には整腸作用があるから、下痢が止まっても、なお持続施灸が好ましい。ただし、水分と陰交の2穴だけは、下痢が止まったならば必ず中止せねばならない。

○

　次が慢性腸カタルによる下痢である。これは腹部の不快感、膨満感、腹鳴、食欲不振、疼痛などをともなって慢性的に下痢、軟便が起こる。しかし急性腸カタルのように、ひんぱんには起こらないで、なかには便秘したり下痢したりと、交代症状を呈する。
　慢性下痢は必ず消化不良症状を伴っている。しかも、それは腐敗性消化不良であったり、発酵性消化不良であったりする。
　腐敗性消化不良はタンパク質の消化不良から起こる。便は腐敗臭を放ち、暗かっ色で泡は混じらず酸性である。これはタンパク質の摂取過剰、そしゃく不充分、胃無酸症、それからスイ臓疾患のときもタンパク質が消化されないから起こる。
　発酵性消化不良の場合は、便は黄色で、形状はカユ状で泡が混じ、強い酸性臭がある。植物繊維でつつまれている澱粉が、大腸菌によって発酵されるために起こるのである。
　この止痢には、下肢三陰交、梁丘もよいが、一番患者を快く治療するには、やはり前述の中脘、天枢、肓兪の腹部施灸と、背腰部の腎兪、大腸兪、小腸兪を用いるか、圧痛があれば膈兪、肝兪、脾兪の胃の六つ灸を取穴して施灸するのがよい。慢性下痢の治療は、なるべく永続施灸と食養指導をすることも治療法の要諦であると心得ねばならない。

2. 脳溢血

「昨日、父が脳溢血でたおれたのですが、案外に軽くて意識もしっかりしています。左の手と足が思うように動かせません。お医者さんは、これは軽症でよかった、安静にしていなさい、といって注射をして帰りました。軽いのだそうですから、お灸をすえたら早く治ると思います。本人も希望しておりますし、私もぜひと思いましてお願いします。」

こんな電話がかかってきた。お灸をすえてやったならばよいだろうか、発病すぐはいけないのだろうか、それならば、いつ頃からすえたらよいだろうか。ここにどうすればよいかという問題が起こってくる。

脳溢血で突然にたおれることを脳卒中といい、昔からこれを卒中風といっている。脳卒中は、脳の動脈が破れて脳実質内に出血する脳出血、これを脳溢血ともいっている。それから脳内動脈が硬化してつまってしまう脳血栓、さらに血液が流れこまないで脳細胞が死んでしまう脳軟化症などによって起こる。

そして、いずれもが脳実質がこわれてしまうのだから、その反対側の手足が麻痺して動かなくなってしまう。これを後遺症といっているのであるが、昔から中風とか中気といっている。そのわけは、昔は脳の血管が破れたり、血管がつまったりするという病理解剖的変化の起こったためとはわからなかった。そこで邪風邪気にあたって発病するのだと考えて、邪風にあたる（中る）から中風、邪気に中るから中気と称していた。しかも邪風は内邪風であって外邪風でないというところが東洋医学の考え方である。しかも、ただ頭の中で考えたのではなく、生体内省的観察から行われたのだから解剖実証をせずとも当を得た観察となっている。

したがって古来から病理解剖の実証知見がなくとも生体内省的観察からの病理観と累積経験知見とによって、ちゃんと診断が行われ、治療も解剖実証による知見にはずれない体表反応をよくとらえている。彼の中風七穴といって、百会、曲鬢、肩井、曲池、風市、足三里、絶骨のごときは、よく巧妙に有効穴を選んだものと感心させられる。

若い人の血管はゴム管のように弾力性があるが、老人になると老化のためと、血管中にある脂肪の1種であるコレステロールが血液の中にたまって、これが動脈内、ことに脳動脈内壁に付着して、そのために動脈硬化が起こ

る。そうなると血管の壁は厚くなって、硬くもろくなり、血液の流れは悪くなる。

そこへもってきて精神感情の激動、すなわち激しい怒り、はなはだしい心配、情動による興奮、あるいは性生活での興奮、急激な活動動作は、血流を早くし血管の圧力を増してくる。動脈が硬化しているところへこの状態を体内へ起こせば、脳血管の細部は血液の流れを収容しきれなくなって破裂して脳出血が起こる。これを古人は内邪風と観じ、それに中ると観じたのであった。内邪風に中ると脳の血管は破れて脳内へ出血する。そうなると出血した側の反対の手足が麻痺し、口角がゆがんだりする。

内邪風に中って脳実質内に出血が起こるのが小部分であったり、出血量が少ない場合は脳内の破壊も小さい。そのときは軽症であったといっている。したがって手足の片麻痺も軽度であるということになる。

しかし、たとえ軽症であったとしても出血はしているのであるから安静にして、出血が早く止まるようにせねばならない。だから軽症であっても、オイそれと灸を施すことはできない。

では、いつごろに灸すればよいのか、というと通例 20 日間を経てからがよい。たいていが、それまでの期間に彼の世に行くか、この世にふみとどまるかが定まる。彼の世へ行くものには灸をせずとも全身丸焼きにすることになる。

さて中風をはじめて灸するときには、患側に指端の灸を 1 壮ずつ手足に施す。指端の灸というのは、方今中国の鍼灸書の訳述書に十宣穴と称して巧妙な図示があるが、あの穴であって、あれは奇穴である。指腹の少し爪際のところへ取穴すればよいが、ただ穴を知るだけでは用が足りない。ただ取穴しただけでも役にたたない。その運用法の実際を知らなければならない。

その運用法は、まず 1 指へ 1 壮ずつゆっくりと順次に施灸する。その中でどれか熱痛の緩慢な指があるかないかに注意する。もちろん指端であるから他の部分にくらべて熱い感じが強いはずだが、病人の中には食指か、中指、環指、小

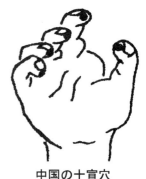

中国の十宣穴
指端の灸

指、あるいは母指のいずれかに熱くないのが 1 ないし 2、3 とでることがある。

　その指は血行が特に悪く麻痺が強いのだから、これは見逃さないようにする。そして、そのときは熱さが浸透するまで壮数を重ねる。

　しかし、熱い指の方は1壮でとどめて2壮と重ねてはいけない。この灸を1週間は毎日続けるのがよい。この灸は手足の麻痺がとれて動きやすい状態にするのであるから、施灸と同時に自動的あるいは他動的に動かす運動を試みて、さらにマッサージを加えればより効果的となる。

　そして1週間か10日間施灸を続けてから、中風七穴のような灸をすえるとよい。その際、指端の穴の灸もやはり続けた方がよい。

　また前の中風七穴でなく、天柱、肩井、曲池、膏肓、風市、足三里、懸鐘の穴を取穴して施灸するのもよい方法である。これらの各穴には 3 壮ずつ灸すればよい。

　また、灸というものは少穴をもって理想とする。もっとも少穴で中風に効のある名灸穴は、湧泉の変動穴に 3 壮、大敦の中央変動穴に 3 壮、この 2 穴だけで軽症の脳溢血の後遺症が治っているのだから、あまり沢山に灸のできない患者には、この灸を施してみるべきだ。そこで取穴法だが、湧泉の変動穴は、湧泉穴から 3 分の寸を足裏の中央土ふまずのところへはいった点で、圧すとズゥンと響くところに穴を求める。大敦も普通の大敦は、足の大指外側の爪甲の角を去る韮葉のごとし、というのであるが、この場合では足の大指の爪甲際中央を 1 分へだてたところに取穴する。これは古伝秘法書に集録されている名灸穴である。

　指端の灸をまずすえる。それから、それぞれのたとえば中風七穴とか、足裏と足趾の灸をすえるようにする。灸の壮数は、多壮にわたらないように各穴とも 3 壮とし、艾炷の大きさは米粒大ま

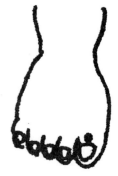

大敦の変動穴

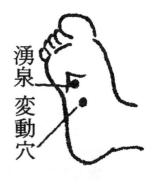

中風の名灸穴

たは半米粒大とすること、しかも施灸開始日は発病後 20 日間を過ぎてからがよいのである。なお、なるべく根気よく長期にわたって施灸すべきであって短期間に功を急いではいけない。それから中風治療のときに面白いことを経験しているから、ちょっと紹介する。

　中風患者を望診したとき、鼻翼から人中のまわりが赤黒く汚染しているものがあるが、これは中風がなかなか治り難い。これに反して今の人中のまわりの部位が白色できれいな感じがするものは容易に治るから、病人を扱うとき注意してみるべきである。

　中風患者を扱うとき、どうしたらよいか、いつから施灸すべきか、どの穴をとるか、その穴をどのように運用するかという点について述べたが、以上がこうすればよいという答えである。

3. ぜんそくの治療

　ぜんそくで苦しんでいる患者が治療を求めてきた。どうすればよいのか？初心者は頭の中でいろいろな方法が去来するであろう。つめこんである知識が潮のごとくおしよせる。鍼灸重宝記を読んだところが、ぜんそくには、中府、雲門、天府、華蓋、肺兪に灸し、中脘、期門、章門、肺兪に鍼すべしと書いてあった。あれはみんなあの穴へ灸をするのか？あの中から選び出すのか？壮数が書いてなかったが、何壮すえればよいのか？なにしろ経験がないのだから、雲をつかむようで、さっぱりとわからない。

　もっとよい方法はないかと考えると、ある大家の著書に、中脘、巨闕、兪府、身柱、風門、大杼、霊台、膈兪、脾兪、尺沢、太谿と書いてあったことが思い出されたが、こんなに沢山の穴を蚊がさすようにブスブス刺すのかいナ？こんなに沢山の穴に灸をするのだろうか？こんなに沢山灸をするのなら、めんどうくさいから、火葬場の釜の中へ入れて全身を一度に焼いてしまったほうが、てっとりばやくていいではないか。

　いや、そうじゃないのだ。この中からよく効く穴を選び出すんだそうだ。それならどの穴を選ぶのか。どれが効く穴なのか、さっぱりわからない。またこいつも何壮ずつすえるのか？と頭の中が混乱してしまう。たくさんつめこんで、たくさん勉強している人ほど、ごちゃごちゃになる。

　もう1つ、名家灸選を見ても、編者が試効というのだから常用できる一番よい方法かもしれないが、これとても8項目ある。8つの方法を患者が来てから、どれがよいかと選んでいるわけにはいかない。いったいどうすればよいのだ。

○

　こういうときは、あわててはいけない。よく落ち着いて、今まで頭の中に入っている知識は、一応そのままにしておく。

　まず患者をすわらせて背中をなぜる。背診をする。すなわちどこに反応が出ているか指の腹で深ることだ。すると指の腹に引っかかるものがあることに気がつくはずだ。そこを指頭で按圧すると、コリコリしたものがふれて、患者が顔をしかめる。つまり圧痛があるわけだ。それはどこにあたるであろうか。まず膈兪のあたりにそれがある。もっと上の方に出ていることもある。風門、肺兪あたりも出ることがある。

こうしてから頭の中の今までの知識を整理すればよい。古書や先輩のいろいろな取穴法や、いろいろな穴が選ばれているわけは、つまるところが、病気の反応点をそこでつかまえたということであったり、そこに反応が出るのを示しているのだ、ということがわかる。また、そのわけをそのように理解しなければいけない。

〇

　ぜんそく患者は必ず膈兪のあたりに反応が出る。ここであえて膈兪のあたりといっておく。それは最大公約数的に膈兪および、それから斜め外方に出ているからだ。そのわけは、個人差があって膈兪に出ることもあれば、そこから左右か斜めに出るが、概して斜め外方に出ることが多い。ここをねらえば頓挫穴が得られるのである。圧してみるとすごく圧痛があり、人によってはきつい硬結がある。竹筒で(深谷式灸熱緩和器)3回ぐらい強圧すると発赤現象がくっきりと出て、吸角をかけたようになる。ここへ20壮から30壮の多壮灸を施すとよい。
　なぜ多壮灸を施すのかというと、そのくらい灸をすえないと硬結が融解しないし、このくらい強い反応が出ているところは多壮にしないと熱さが浸透しないからである。同じ熱いといってもまわりにひろがる表在性の熱さと中へ浸透していく熱さとがある。この浸透していく熱さこそが効くのである。しかもそれは快感をともなう熱さである。もし、それが反対にえぐるようないやな熱さであったならば、それは穴がはずれていると思わなければならない。
　ぜんそくというのは、発作が起こると突然はげしい呼吸困難が起こってきて、吸気すなわちすう息のみで、呼気が困難となる。それだから患者は起坐呼吸といって寝ていることが出来なくなって、よりかかるものをこしらえて、そこによりかかって坐ったままで呼吸をしている。そして発作がおさまっても、そのあとはいつまでも胸の中が重苦しくなる。古人は肺脹喘するとか、胸脇苦悶といっているのは、このことをいっている。このとき、膈兪穴や、その周辺の変動穴へ灸をすえると、患者はまるで胸を開いて風を通したように軽快な感じがするといっている。そして、ここに灸をしていると、ついに発作が起こらなくなってくる。そこに灸の妙効があるわけだ。

〇

　さて膈兪はどうやって取穴するのか。一番取りやすい方法は、肩胛骨の

両下端を紐で一線に結ぶ。その一線で結ばれた中央の脊中骨は第7胸椎にあたる。第7胸椎の棘突起の下に督脈経の至陽穴がある。この至陽穴1穴へ灸を15壮すえると、気管支炎でせきがとめどもなく出るのが治る。この至陽穴と、のどの天突へ灸をすえると、どんなせきでも治らないということがない。

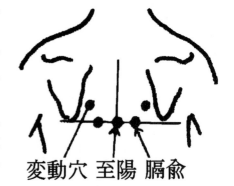

その至陽穴を中心として、両側へ2指横径に開いたところに膈兪の2穴がある。こうして膈兪穴をとり、それから指頭で按圧しながら、穴をあらためて圧痛のあるところを探し出す。そうしてから穴を定めて灸をすえるのである。

ぜんそく患者を治療するのには、どうしたらよいか、という問題に対して、こうすればよいという答えを以上のようにして、この項を結んでおく。

4. 腹痛

　腹が痛いという主訴の患者が来たが、どうすればよいか、という質問を受けたことがある。腹が痛いといっても、腹のどこが痛いのかを考えなければならない。圧診点で有名な小野寺博士は、腹に9つの仕切りをして区分した。右側を右季肋下部、右側腹部、右側腸骨窩部、中央部を上腹部（心窩部）、臍を中心として中腹部、下腹部、左側季肋下部、左側腹部、左側腸骨窩部とに分けた。右図の通りである。

　そして、上腹部に起こる痛みは胃カタルが最も多い。胃かいようも上腹が痛み、胃癌も同様である。

　これが右側季肋下部に起こる痛みは胆石疝痛で、これは上腹へも波及するが、だいたい右側季肋下部に起こる。急性腎盂炎や腎結石の疝痛も、ここに痛みを発するが、ほとんどがもう少し下部に痛みを発する。

　左側季肋部の痛みは、左腎結石と胃かいようの場合痛むことがある。腎盂炎は右側に多くて左側が痛むのは少ない。

　右側腸骨窩部の疼痛は、第1に虫垂炎、女性の場合は卵巣・卵管の病気、さらに子宮外妊娠も考えのうちにいれなければならない。左下腹部では、赤痢、直腸癌、S状部の腸重積や捻転という重篤症が多い。

　全腹部の痛みとしては、急性胃腸カタルや腹膜炎ということになり、胃かいようや胃癌は食事のあとや、夜中に上腹部または左の季肋下部に発作性の、にぶい痛みが起こる。ときとしては孔をあけられるような、あるいは切られるような激しい腹痛の起こることもある。十二指腸かいようのときは、ここがハンガーペイン（飢餓痛）といって空腹時に痛みが起こる。

　このように、ひと口に腹痛といっても、どこに痛みが起こっているのか、どの程度の痛みかによって、およその病気のなんであるかを考えねばならない。

ところが岩男医学博士が、医界展望第34号に発表された腹痛の時計診断法というのは、いつ、どこの所へ、どんな腹痛が起こるかを知る、まことに興味ある方法で、かつて鍼灸治療雑誌へ紹介したことがあるが、ここで再録して参考に供する。

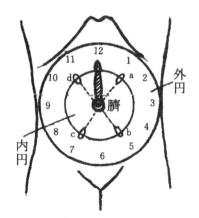

まず臍を中心として、恥骨結合までの距離を半径として腹壁皮膚面に円を画くと、中大、中肉の人ならば円周は胸骨剣状突起の下、3センチのところ、両肋骨弓では第10肋軟骨のところ、上行結腸部および下行結腸部では両腹側に近いところ、そして両腸骨前上棘のところを通ることになる。さらに臍を中心として恥骨結合までの半分の寸法で、それを半径として円を腹壁の上に画くと、その円周は、膵臓尾部 S 状部からマックバネー点をすぎて二重丸ができる。

この外側の円周上に時計の時刻標記に準じて数字を記して、何時のところでどんな腹痛が起こるかを診断するのが腹痛の時計診断法である。

まず正午の腹痛、これは急性胃炎だと上腹全般に疼痛が起こり、嘔気嘔吐をともない、胃部全般に強い圧痛が証明される。慢性胃炎、胃かいよう、胃癌、胃の神経性疾患等が正午の腹痛である。

午後1時の腹痛は、外円では新鮮横膈膜肋膜炎の場合に自発痛および圧痛を証明する。内円周上では急性膵臓炎のときに自発痛と強い圧痛がある。

午後2時の腹痛は、外円では左腎結核、左遊走腎、左腎盂炎、左腎結石、左腎腫脹、および脾腫のときに自発痛があり、圧痛が証明される。内円周上では横行結腸炎のときに圧痛がある。

午後3時の腹痛は、下行結腸部にあたるが、ここには自発痛も圧痛もあることは稀であるが、内円周上では輸尿管炎のときに滑走触診をすると圧痛がある。

午後4時のところの腹痛も稀である。

午後5時の腹痛は赤痢が現れる。発症一両日中は腹部全般に圧痛があ

るが、特に5時のところに圧痛が著明である。

　午後6時の腹痛は、新鮮膀胱炎の場合には、恥骨結合の直上部に激しい自発痛が起こり、内円周上には慢性結核性腹膜炎のときに自発痛と圧痛がある。

　午後7時の腹痛は、恥骨結合から、左右のプーパルト氏靱帯に接して一帯に腹壁緊張と圧痛があれば卵管炎を疑う。内円周の7時の点はマックバネー圧痛点に一致する。ここの痛みは虫垂炎である。

　午後8時の腹痛は、盲腸周囲炎の場合にこの辺までに圧痛が強く出る。

　午後9時のところは、上行結腸部におよそあたるがここに痛みの起こることは稀である。

　午後10時のところでは、右腎結核、右腎盂炎、右腎結石、右遊走腎、右腎腫脹のとき自発痛と圧痛がある。

　午後11時のところでは、胆石疝痛の圧痛が現れることになっており、内円周上には、十二指腸かいようの場合強い圧痛があり、内円周の一帯には単純性黄疸のときに自発痛があり、圧痛が出ている。

　時計の針のもとのところ、臍部には小腸炎のときに自発痛があり圧痛が証明される。ところが汎発性急性腹膜炎が起これば、時などはすっかりなくなって、腹部全体いたるところに自発痛と圧痛が起こってしまう。付図の腹部時計診断図で、丸ABCDは特に主要なところとなっている。これは興味ある診断法であるから、腹痛患者に接したときの参考とされるとよい。

○

　さて腹痛を治す灸治法であるが、これには古くから行われている「五条の灸」というのがある。

　方法は、紐を首にかけて前に垂らし、臍のところで紐を切断する。この紐を反対に背中にまわし、のどぼとけに当てて背へ垂らし、両端

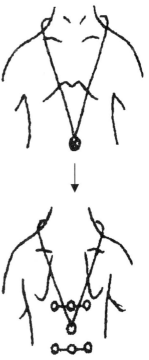

をあわせたところへ墨を点記する。次に同身寸2寸を切断して半分に折る。その半分の折り目のところ、つまり中心を点記したところに縦に当て、上下のところに仮点をする。これは仮点で穴ではない。この仮点上下のところへ、前の同身寸2寸の中心を横に当て、横に2点ずつ上下に点記取穴する。そうすると5つの穴が得られる。これが五条の灸法といって、腹痛一切に効く名灸穴とされている。この灸はぜひ試みられるとよい。壮数は7壮とする。

　その他に膈兪に多壮、肝兪に多壮というのがあるが、これは穴をよく按圧して硬結や圧痛を認めてから施灸する。

　胆石疝痛や胆嚢炎による腹痛は、患者を伏臥位として、脊椎骨をたんねんに圧迫すると、第7胸椎から第10胸椎までの間に圧痛がある。あるいは中心になくて両骨側に著明な圧痛が出ているのもある。ここへ半米粒大の艾で3壮ずつすえると非常にぐあいがよくなる。「六華の灸」、これは医学入門にある方法で、俗に胃の六つ灸といって、膈兪、肝兪、脾兪の左右6穴を取るのだが、この灸は消化器病一切に有効とされているが、この穴には壮数のテクニックによっていろいろに応用される。多壮灸にしたときは、自発痛を頓挫させ、少数灸にしたときは消化器機能を活潑にさせることになる。

　腹痛に対しては、五条の灸を施すのがよいというのを、この項の答えにしておく。

5. 神経痛

神経痛をどうしたら治せるか、という質問に答える。
さて神経痛というのはどんな病気か。それから先に解明する必要がある。それでなければ治療法も出てこない。

神経痛とはどんな病気か

神経痛というのは、神経が痛むから神経痛というのである。頭の痛いのを頭痛、腰の痛いのが腰痛、関節の痛いのが関節痛、筋肉の痛むのを筋肉痛というのと同じで、1つの症状名である。であるから神経痛は病名ではない。ところが妙なもので、一般に神経痛を病名と思っている。もっとも尿から糖の出る病気を、そのまま糖尿病と病名として呼んでおり、小児が罹患する、長い間せきの出る症状、すなわち百日以上も長くせきをするから、百日ぜきと呼んで、これを病名としているくらいであるから、神経痛を病名とするのも習慣的なもので不思議ではないかもしれない。

そんなことから、病む神経の名をつけて、三叉神経痛、肋間神経痛、坐骨神経痛と病名をつけるのが医学上の習慣となっていて、リクツはいわないことになっている。

そこで、医学上いわゆる神経痛としているものには、3つの特徴のあることが原則となっているのである。

その第1に、痛みは、その神経の経路（通る道すじ）と、それが支配している身体の区域に一致していること。

第2の痛みは、急に発作的に起こり、まるでえぐるような激しいものであるが、発作と発作の間には、ほとんどないものであること。

第3に、その神経が身体の表面の浅いところを通っている点や、骨の穴から出るところとか、筋鞘を（筋肉をつつむ袋）つらぬいているところを圧迫すると、激しい痛みを訴えること。（この痛む場所には、ワレイの圧痛点という名がついている。）

以上が神経痛の痛みの3大特徴である。

内臓を支配している自律神経にも痛みはあるが、この方の痛みでは、痛む場所もはっきりしない。ばくぜんとしたものが多い。そして反映痛だの関連痛と呼ばれるものもある。これらの痛みでは、先の3つの特徴がそろわな

いから神経痛とはいわない。

　さて神経痛という痛みはあるが、その刺激の原因となるものがわからない。神経それ自体に何かあるらしいが、組織学的に検査しても、神経に炎症も変性も見あたらない。そういう機能的なものを真性（1次性、本態性、原発性ともいう）神経痛と名づけている。

　これが検査方法や研究手段が精巧になればなるほど真性神経痛の数は減っていくことが考えられる。

　今日わかっている範囲での原因があって、感覚中枢や神経経路、受容器のいずれかを刺激する器質的な病気があっての神経痛は、真性に対して症候性（2次性、続発性）神経痛と名づけている。

　つまり骨の異常などによる圧迫、薬物中毒、糖尿病のような内分泌障害、脚気のようなビタミン欠乏などによる代謝異常と、症候性神経痛は数えれば沢山ある。

　某鍼灸大家が自慢して治療していた故吉川英治氏は、左肩と上腕の神経痛を訴えて鍼灸治療を受けていたのであるが、死後の解剖所見では、癌転移による神経の圧迫であることがわかって、小説を書いて肩や上腕に疲労やこりで痛みを起こしているのではなかった。つまり癌転移による神経の圧迫から生じた症候性神経痛であったのだ。だから痛みが持続性であって、発作性でない場合は、癌などの圧迫による症候性神経痛を考えるべきである。

神経痛に似た病気

　神経痛は前述のように神経の痛む病気であるが、それには3つの特徴があることが原則となっている。そしてその3大特徴がそろわないものは神経痛と呼ばない、ということは前述した。

　神経が痛むのだか、3大特徴のないものがある。いわゆる神経痛に似た病気がそれである。

　ヘルペス（帯状疱疹）などは、最初は神経痛のような形で発するから区別がつかない。これは神経につきやすいビールスが、神経の根元にある脊髄神経節にくいついた結果発病する。なお、このビールスは、脊髄神経節だけでなく、三叉神経のガッセル神経節にもくいつく。

だから顔にもヘルペスはできる。三叉神経痛第1枝であると、目や角膜をおかして失明することもある。第3枝のときは、唇や舌、口内粘膜までおかされて、その痛みはなかなかつらいものである。

しかし、だいたいは腕、胸、腰、太ももなどにできるのが普通である。これが神経痛に似た病気の一つである。

首が痛いから、首のところの神経痛だと思っていて、なぜてみて首のまわりの筋肉にしこりを感じるときは、神経痛ではなく筋肉痛であり、これを一般に寝ちがえといっている。これも神経痛に似た病気である。

神経痛だと思って、マッサージ治療や指圧治療を受けていたところが、治るどころか、かえって痛みを増したという例がよくある。これなどは神経痛ではなくて神経炎なのである。神経炎というのは運動麻痺や知覚麻痺、または栄養障害がいっしょにくる。痛み、異常感覚、筋肉のけいれん、などから知覚や運動神経の刺激された状態で、皮膚の感じがにぶくなり、筋の緊張や腱反射がなくなり、筋肉がやせたりする。こういうのは、知覚や運動神経が麻痺した状態というわけである。

痛みの神経をしらべてみて、それに炎症性の変化があるのが神経炎というわけである。真性神経痛には、それ自体解剖的変化がない。この神経炎も神経痛に似た病気なのである。

古代東洋医学の神経痛観

古代の東洋医学では神経痛をどのように観察していたか。顔面に激しい痛みを発したり、肋骨周辺に痛みが出たり、腰から下肢に痛みを生じるのは今も昔も変わりはない。そして古代人も同じように痛みに苦しめられたものである。

古代医学書素問に「風寒湿の三気まじわり至り合して痺となる」といっている。東洋医学では神経痛を、「痺」といっている。からだに激しい痛み、発作的な痛み、節々の痛み、筋肉の痛み、動かすと痛むというような症状は、「風寒湿の三気まじわり至り合して痺となる」から起こるのだといっている。そして痺とは閉なりといっている。すなわち痺というのは閉そくして通じないということで、何が通じないのかというと、経路が閉そくして気血が通じないというのである。気血の運行ができないところから痺となり痺痛となるというの

である。具体的にいえば、低い湿地や湿気の多いところで居住生活をしたり、寒気におかされて仕事をする、あるいは極度の疲労をすると、からだに虚の状態が起こり、虚に乗じて風寒湿の3気が体内に侵入して経路の間に留滞して、気血が運行しないために痛みが生じるというのである。

さらに風寒湿の3邪気の侵入の多い少ないということと、春夏秋冬の四季の影響の関係から、風痺、肉痺、皮痺、脈痺、骨痺となるともいわれている。これらを考えると、痺は神経痛とリウマチを一元的に考えていたのであったといわなければならない。

神経痛の発病原因

リウマチや神経痛という病気は、ある程度まで体質が原因となる。この体質に発病条件が重なると、病気が起こるものとされているのが、今日の西洋医学者の見解である。稲垣克彦博士の発病条件表というのがあるが、紙数の関係で省略して概要を述べると、精神疲労、身体疲労、寒冷湿潤、薄着、冷房、感冒、内分泌関係外傷(うちみ、くじき)、遺伝関係、偏食、その他、というのが発病原因の条件となっている。したがって生活環境の改善や、栄養を完全にすることが発病の予防や治療にも関与することになる。この見解は東洋医学の考えと一致するところがある。

神経痛の治療法

そこで神経痛の治療法となると、西洋医学には残念ながら、今のところ、よい治療法がないといっても過言ではない。先に述べたように、発病原因からいうと東洋医学の痺という考えと、ほとんど同じだといってもよい。そして東洋医学の古書には、痺を治療するには、祛風、散寒、除湿を主として、風寒湿の侵入を防げといっているが、これは1つの養生法で、これを無視しては治療はできない。

灸治法で神経痛を治療するには、まず第1に一般的法則ともいうべき、痛みを止めて好転させる方法と、次のそれぞれの神経痛の治療法とがある。

痛みを止めるための一般的法則には、三角取穴というのがある。これは名家灸選にもいくつかある。たとえば、風市の外廉へ2寸、それを直上2寸

に穴を求めよ、というのがそれであり、またそのよい例である。風市は阿是要穴に、風痺冷痛の要穴といっている。

　風痺は風気多くして痛みが上下へ移行すると古医書に書かれている。したがって下肢全体の痛みに、それがリウマチであろうと、神経痛であろうと、麻痺の場合でも主る治療力は、使い方、用い方1つで、すばらしい効き目を発揮できる。その風市の効果を、より増大させるために三角形取穴の要がある。

　三角形取穴は、ある1穴を取穴したときに、その1穴を主点として、ななめ、あるいは直上下と点をとり、もう1つを取穴して三角形とする、というのがその要領である。

イ．肋間神経痛

　神経痛にはいろいろとあるが、肋間神経痛と三叉神経痛、および坐骨神経痛は、3大神経痛といわれている。

　肋間神経痛は、主として片側にくる。両側の場合はほとんど真性の肋間神経痛ではない。両側の場合は胸椎カリエスが多い。片側にくる肋間神経痛は、右側よりも左側に多く、第8および第9の肋間に起こる。痛みも長いのもあれば短いのもある。発作がくると、たいていが側胸部から前の方へ放散し、1つの肋間でなく数本の肋間に感じる。痛みの程度も、軽いのから、激しいものでは呼吸も、せきも、他人との話もできないほどのもあって、実に種々様々である。

　年齢は概して、20歳代から40歳に多発し、男性よりも女性に多い。男性では40歳以上のものに起こる。肋間神経痛の圧痛点は3ヵ所ある。3ヵ所の圧痛点というのは、肋間神経の枝が皮膚の方へ分かれて出るところにあたっている。第1は、脊中の棘突起から約3センチはなれた点で、肋間神経の後ろの枝が出る点にあたっている。第2は腋窩線上肋骨の中央部下線。第3は肋骨に肋軟骨がつくところで、ここの圧痛点では、第8肋骨神経痛以下は腹直筋の上になっている。

　肋間神経痛を治療するには、前記の後部、側部、前部の3ヵ所に現れている圧痛点をさがして、そこへ半米粒大の艾で7壮ずつすえる。

　笹川氏心灸療法の中に、経験療法に「患部を目当てにして肋脇肋骨の

間、および背部の椎骨の側部と、肩胛骨際を指圧して痛みを感ずる場所に灸すれば卓効す」といっているが、これは前述の圧痛点をさがして灸することである。なお、啓迪集に「風脇痛には章門に灸すれば必ず効あり」と書かれているが、風脇痛とは肋間神経痛のことで、前記の圧痛点に加えて章門へ灸するのが、たしかによい。

ロ．三叉神経痛

　三叉神経は、脳神経第5番目で、脳から出て間もなく半月神経節、あるいはガッセル神経節という神経のコブを作って、そこから3本の枝に分かれる。第1枝は、眉毛の中から眉間、前額にのびている。第1枝神経痛は、目の中や奥、眉間から鼻すじにかけて痛みが走る。これはこういう走行路があるからだ。しかし、第1枝だけの神経痛というのはきわめて少ない。第2枝は上顎部で、ほほや上顎上歯に痛みが起こる。第3枝は下顎から舌、耳からこめかみにかけてが支配領域であるから、ここに痛みが起こり、第2枝と第3枝が同時に神経痛となるのが多い。

　この神経痛は50歳から60歳以後が一番多く、青春期や30歳代にはほとんどない。そしてやはり女性の方が男性よりも多い傾向がある。

　この神経痛の圧痛点は、前額、眼窩、鼻と顔面にあるが、この神経痛にかぎって顔面の圧痛点などには、忘れても手をふれてはいけない。背部の督脈経で、大椎、陶道、身柱を中心に兪穴を三角形取穴とする。大椎から左右へ、風門、陶道から左右へ肺兪というように三角形にするとよい。

ハ．坐骨神経痛

　坐骨神経痛は腰の痛みで起こって、次第に太ももの背面から膝の方へ進み、すねから足関節へと痛む。発作性の痛みよりも、むしろ持続性の痛みが多く、真性よりも症候性(2次性)が多い。

　腰の神経は解剖学が示す通り、第12胸椎や5つの腰椎のそれぞれの椎間や、仙骨孔から出て、たがいに組み合わさって坐骨神経叢を作っている。

　坐骨神経痛は、腰から下肢が痛めばすぐに坐骨神経痛というが、大部分の坐骨神経痛の原因は坐骨神経自体ではなく腰椎にあるといってもよい。

そのうちでも坐骨神経に加わった圧迫性のものが一番多い。背骨の椎体、椎間軟骨（椎間板）の病気、脊髄腔内の靭帯の肥厚によって椎間板がせまくなったり、椎間板ヘルニアなどによるものが多い。あるいは変形性関節症、骨多孔症による椎体の変形で椎間板がせまくなったものということになる。したがって中年以上に多く見られる現象である。

〇

　坐骨神経痛の灸治法は、腰部では大腸兪、小腸兪、膀胱兪、胞肓、環跳の中から穴を求めて、その穴を中心点として三角形取穴をする。もちろん、この穴全部を取穴するのではない。この中から圧痛や硬結のある穴を探し出して、なんらの反応も出ていない穴は用いない。たとえば胞肓に圧痛があり硬結を触知したならば、そこを取穴する。

　次に2横指の寸をもって、そこから横へ、上へと探して三角形の取穴をする。その周辺には必ず圧痛のある穴は触知できる。そこを取穴する。他の穴の場合も同じ要領で行えばよい。

　下肢は風市、承扶、殷門、委中、承山、三里、崑崙の中から圧痛のある穴を求め、その穴を中心にして出ているところは三角形取穴をする。といっても三角形に現れないところは、無理に取穴するのではない。

　要するに多穴にならないようにすることと、もし三角形に出ているときは、三角取穴をすると卓効を得られるのである。

むすび

　神経痛の灸治法は、どの場合の神経痛であっても、鎮痛作用のあることは、薬物や他の療法よりも優れているといって過言ではない。そして出ているところを求めること、できるかぎり三角形取穴をすることが施術要領の中心となることを申しそえて、本項の答えとする。

6. 肝臓の病気
はじめに

　近頃、よく「私は肝臓を悪くした」とか「医者にみてもらったところ、肝臓がはれているといわれた」ということを耳にする。

　肝臓は身体の中で一番重要な臓器であるから、これが悪いとなると、やはり重大な病気と考えねばならない。かるがるしく肝臓が悪いんだとか、はれているぐらいですましていられるものではない。

　肝臓の病気の治療について述べるのだが、最初に話の順序として、肝臓はどんな働きをしているか、ということから、それが故障を起こすとどんなことになるか、そしてそれはどうしたら治せるか、という順序で話をすすめていくつもりである。

肝臓の構造

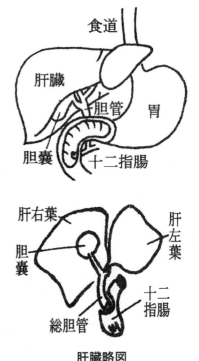

肝臓略図

　肝臓は横膈膜の真下で、腹腔の右上部に、くさび形をした線体として存在する。その重さは体重のおよそ50分の1をしめていて、たいていが約1.5キログラムはある。上面はややまるくふくれていて、横膈膜と腹壁に接している。下面は浅くくぼんでいて、腎臓、胃、十二指腸、右側の結腸曲部に接し、後面に食道、脊柱に接している。下面には左右2すじの縦溝と、1つの横溝がある。この縦溝によって肝臓は左右の2つの葉に分かれる。右葉の方は厚くて大きく、左葉の5倍はある。

　横溝からは、肝動脈と門脈と肝管が出入している。ここを肝門と称している。肝門の前面の、右葉下面には、長さ8〜12センチ、幅4〜5センチ、容積30〜50cm³の、西洋梨のような形をした胆嚢がつい

ている。この胆嚢は肝臓の病とともに論じなければならないほどの関係がある。

それは、肝臓で分泌された胆汁を、この胆嚢が貯えているからである。つまり胆嚢は肝臓から胆汁を受け取って貯えておき、必要に応じて収縮して胆汁を外に送り出す。さらに肝門の後部をみると下行大動脈が通っている。

肝臓の内部はたくさんの細葉で構成されている。細葉というのは肝細胞が集まったものであり、その中心からは中心静脈が縦走している。また、この肝細胞の間には胆毛細管がある。これがだんだんに集まって、さらに細葉間胆管、細胆管となり、左右の肝管となり、肝門で総肝管となっている。そして胆嚢と連結している胆嚢管と合して総胆管となって、十二指腸の中ほどにある開閉部へ入っている。

肝臓は肝動脈から動脈血を受け、門脈からは消化管、脾臓、膵臓から帰る静脈血を受ける。これらの血液は細葉の中でいっしょになって、ここで栄養物や毒物が有利に処理されて、後に中心動脈を通って下行大動脈に入って、それから肺臓に送られる。

肝臓の生理作用

また今も述べたように、肝臓は胆汁を生成して、腸の消化と吸収を助け、同時に腸内容物の腐敗を防ぐ作用をしている。

この胆汁というのは、肝細胞から分泌されるもので、苦い、黄褐色、弱アルカリ性の液体で、胆汁酸、胆色素、ムチンをふくんでいるが、酵素はふくんでいない。

酵素をふくんでいないから、胆汁が直接消化作用は行わないが、間接に消化と吸収を助ける作用を行っている。すなわち、膵臓酵素のアミラーゼ、トリプシン、ステアプシンの作用を増強して、タンパク質、デンプンの消化も2倍にする。ステアプシンの作用を増強するとともに、脂肪を乳化し、かつ消化を容易にし、さらに消化された脂胞酸を溶解して吸収を容易にする。そのほかに腸の蠕動を高めたり、腸内容物に対して防腐作用がある。

このほかに吸収された炭水化物をグリコーゲンにして肝臓の中に貯えておいて、必要なときにこれをブドウ糖に代えて血液の中へ送りこむ。それか

ら腸でアミノ酸に分解されたタンパク質は、ここで脂肪酸とアンモニアに分解する。脂肪酸はエネルギー源として利用され、アンモニアは尿素となって腎臓から排出される。一方脂肪は肝臓で変化を受け分解されやすい形に変わって、皮下や腹腔内の組織に貯えられるというような、いろいろの作用があるが、もう1つ肝臓は大きな働きをしている。それは解毒作用である。吸収された有害物は、肝臓の毛細血管を流れる間に変化され、中和解毒されて胆汁とともに腸内に排出される。

とにかく、われわれの身体には、いらないものや、いらなくなったものを、どこかへ片づけなければならないのと、腸の中にも有毒なものやバイ菌がたくさんあるが、そういうものをかたっぱしから無害にし、今も述べたように尿に排泄されやすくしておいて排泄してしまう。

それから肝臓はなかなか年をとらないということである。それは動脈が静脈に移行する毛細管が、肝臓は身体のどこよりも数倍太い。これは身体の中で一番違っている構造である。したがって末梢の抵抗が少なく動脈硬化が起こらないから、中年でも老年でも肝臓の働きは低下しないという面白い構造現象がある。

東洋医学の肝臓観（臓象理論）

東洋医学で論じている肝臓は、たいへんに趣が異なっている。これは生体望見と内省感覚からのためである。すなわち「肝の臓は重き四斤四両、背の第九椎に附、その臓右の脇、右腎の前にあり、その治は左にあり、その色青くして形は木の葉のごとし、すべて七葉、左の脇に垂ること三葉、右の脇に垂ること四葉なり。七つは少陽の数なり。少陽胆経は肝の府、五行にては木に属する故なり、そのつりを、肺を絡う出入の口なし、将軍の官にして謀慮を出す臓なり。」(鍼灸重宝記)

このように、その形を考え機能を理論づけていたものである。さらに中国古典に眼をむけると、霊枢の本神篇では、肝は血を蔵す、素問の五蔵生成論には、人臥するとき血は肝に帰ると説き、王氷は、人動けばすなわち血は諸経に運ばれ、人静なればすなわち血は肝に帰る、と注記している。これは肝は血を蔵し血量を調節するからだといっているわけである。

素問の霊蘭秘典論は、肝は将軍の官、謀慮出す、霊枢の師傳篇には、

肝は主として将として外をうかがうと説いている。この意義は、外からの刺激に対策を考慮し、病邪に抵抗するということである。

素問の陰陽応象大論に、肝は筋を生ず、蔵象論は、肝は疲労に耐える本であり、肝が旺盛であると筋が充実する。しかして爪に色が現れる、と説いている。臨床上肝血の消長は、爪を診るというのは肝と筋と爪の関係があるからである。

まだこのほかに肝は目との関係がある。素問の金匱真言論に、肝は目に開孔すとあり、五蔵生成論には、肝は血を受けてよく視ると説いていて、眼疾は血が肝を養わざるが故なりということになる。

以上、西洋医学と東洋医学との肝臓に対する見解を比較し対照的に述べたが、前者は死体解剖に基づく可視的実証主義からの観察であり、後者は生体剖見と内観内省的察知と経験主義からの観察である。したがって両者間には相当の見解の相違がある。しかしながら治療ということになると、解剖実証主義は理論構築は立派であるが実際がともなわない。生体実験による経験主義は臨床の場において試行錯誤を経て到達した経験が理屈なしに的確な治効をあげる。この点は東洋医学の方が西洋医学よりも治療医学としての治効結果は良好であるということができる。たとえ肝臓が木の葉7枚をブラ下げたものといっても、臨床の上でその症状を消失させることができるから妙である。しかし妙ではなく、本当のことは体表に現れているところをつかまえて治療するからである。

肝臓の病気

急性肝炎と慢性肝炎

特殊のウイルスの感染によって起こるウイルス性肝炎と中毒物質－たとえば燐、砒素、毒きのこ、鉛、クロロホルム、サルバルサン、急性伝染病など、いろいろの薬物、体外毒や細菌によって肝臓に障害を受ける中毒性肝炎とに分類される。

ウイルス性肝炎は、さらに流行性肝炎と血清肝炎とに分ける。

流行性肝炎は、患者の血液あるいは糞便に、血清肝炎では血液中にウイルスが証明できる。

感染は、流行性肝炎では経口感染で、飲食物、食器、手指が汚されてい

る場合に起こり、血清肝炎では、非経口的で輸血、予防接種、種痘などのときに起こるものである。つまり、保存血、プラズマ、注射器具などに混入、あるいは附着する場合を問題とされている。しかし、わが国の血清肝炎は、ほとんどが輸血によって起こっている。

　流行性肝炎は、秋か冬に流行することが多いとされているが、これは外国の例であって、わが国においては、季節の上にあまり特徴はない。一方血清肝炎の方は季節に関係はない。また年齢性別であるが、流行性肝炎は50歳前後とか、20歳から30歳代にかかりやすいが、血清肝炎には年齢関係がない。それと性別差もないといってよい。

【症状・経過】

　流行性肝炎は2～3週間、血清肝炎は6～8週間の潜伏期間を経てから、感冒に似た症状が食あたりを思わせる症状を持って、急に38度ていどの発熱があり、そして2～3日の後に急に解熱する。ところが、その後、嘔気、嘔吐、食欲減退、倦怠感、頭痛、不眠に悩まされることが多い。この状態が続いているうちに黄疸が現れてくる。黄疸の程度が増してくると反対に自覚症状は消失してくる。そして黄疸は大体1ヵ月以内に消えてくるのが普通である。

　症状が現れてくると、肝脾臓が腫れることが多く、右季肋部を圧すと痛みを感じる。

　発病のはじめのときには尿が急に濃くなってくる。黄疸が現れはじめると、尿に黄色の胆汁色素ビリルビンが排泄されるため、その尿を振って泡だたせると泡が黄色に染まる。

　流行性肝炎と血清肝炎とを症状の上で区別することは困難であるが、強いていうならば、血清肝炎は発熱がなく黄疸が現れてはじめて気がつく場合が多い。

　ところが、黄疸が現れない型、発熱がなく黄疸をもって始まる型、自覚症のみを訴えて発熱、黄疸をともなわない型というのがある。これを不全型と呼んでいる。流行性肝炎で、ある流行するときには、この不全型の現れることが大部分を占める場合がある。

急性黄色肝萎縮（悪性黄疸）
【原因】
　サルバルサン、燐、アルコール、鉛、クロロホルム、きのこ類の体外毒、急性伝染病（ワイル氏病、黄熱、腸チフス、赤痢、ジフテリア、肺炎、マラリア、再帰熱）、慢性伝染病（梅毒、結核）、創傷性伝染病（産褥熱、丹毒、敗血症）、化膿性疾患（骨膜炎、虫垂炎、卵管炎）などの体外毒や細菌のために、肝臓の実質細胞が侵されて壊死におちいるとともに、細胞内にできた酸素による自家融解も加わって、肝臓は小さく縮み、脂肪が沈着するために黄色味を帯びる。
【症状】
　初期の軽いうちは、単純性黄疸に似た症状を呈するが、病状が進むと肝臓がひどくこわれるため重い全身中毒症状（胆毒症）が起こり、意識混濁、嗜眠、昏睡におちいり、うわごとやけいれんを起こしてくる。全身の皮膚や粘膜の出血も現れる。
　本病は危険な病気であるから、速やかに医師の手当てを受けさせねばならない。

萎縮性肝硬変（レンネック氏肝硬変）
　本病も治療困難なもので、原因としては慢性アルコール中毒が一番多い。常に強い酒をたしなむ人。それから慢性消化器障害、薬品中毒、慢性伝染病の毒素や薬品毒が長い年月肝臓に作用するために、肝細胞が破壊される。そして、肝細胞にかわって結合組織が増殖する。そのために肝臓は縮小して硬くなってくる。
　とにかく肝硬変症は、肝臓の病気でいろいろの症状が出てきたりして、急性のうちに早くよく治しておかないか、あるいは軽症のうちに不養生をしたり、軽々しくして治さないでおくために、慢性に移行してきての終着駅であると考えるべきである。
　したがって病気が進行すると、脚が腫れてきたり、軽い黄疸が現れることに気づいたりする。そのうちに腹がだんだんはってくる。これは腹に水がたまるからである。肝臓が硬くなって血液の流れが悪くなるため、肝臓の手前で足ぶみしている血液の液体成分が、血管からにじみ出して腹間の間に

たまってくる。これを腹水というのである。腹水がたまるように進行してくると、肝硬変症は覆面をぬいで本性をあらわした格好で特有の症状が出てくる。そこまで進ませないようにせねばならない。

肝臓病の治療法

　肝臓病を治療することは、薬物療法ではほとんど自然治癒の経過と併行していくにすぎない。そのために患者が安静療法を守りきれないで、再発をくりかえしたりして経過を長くさせる。医療上、再発が何回もくりかえされたり、全経過が 6 ヵ月以上になるものを慢性肝炎としているが、下手をすると慢性に移行する場合が多い。

　したがって急性肝炎、単純性黄疸のときに急速に症状を消退させてしまうと予後が非常に良いのである。この目的を達するには、灸療法が一番良いということがいえる。言葉をかえていうならば、医薬療法では最も治し難いものであるが、灸療法では最も治しやすいということである。

肝炎・黄疸の灸治法

　名家灸選に、黄疸を治す法として、患人の背第13椎の両傍各1寸へ灸すること37壮というのがある。

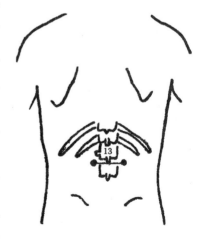

　第13椎というと、第1腰椎棘突起の下から左右へ1寸ずつ開いた所を穴にするのである。ここへ三七・21壮というのだが、だいたい半米粒大で20壮ずつ施灸すると、黄疸症状は1週間ぐらいで急速に消失してくる。単に黄疸が消えるだけではなく、黄疸になっているときの、みぞおちの重い苦しみが同時にとれてくるから、肝臓病にこの灸穴は効くのである。13椎というと、督脈経では懸枢穴が椎下にあって、その両傍1寸5分には膀胱経の三焦兪がある。同身寸1寸は三焦兪の変動穴である。三焦兪は、医学入門では「頭痛、目眩、肩背拘急、腰脊強ばり痛み、吐瀉、食化せず、腹

中の衆々が石のごとくなるを主る」といって肝炎症状を治すことをいっている。黄疸になると懸枢の両側に病的反応が出てくることを、古人は発見して治療点としたのである。

　次に肝炎に効きめのある灸穴は六華の灸穴である。この穴も出典は医学入門である。灸穴は、膈兪、肝兪、脾兪の左右6穴である。俗に胃の六つ灸といわれているが、この灸穴は消化器一切に灸効をみる。決して胃だけに効くから胃の六つ灸というのではないところに注意してもらいたい。

　それから各穴の部位であるが、膈兪は第7椎の下、至陽穴の外方左右へ1寸5分ずつ開いた所、肝兪は第9椎の下、筋縮の外方1寸5分、脾兪は第11椎の下、脊中穴の外方1寸5分となっているが、これはあくまでも方角を示したもので、1寸の部位に現れていることもあることを念頭に入れて取穴すべきである。なお六つ灸と、そのほかに風池と肩井を加えて、各穴へ半米粒大で7壮ずつ施灸すると、目にみえて効果が出てくる。

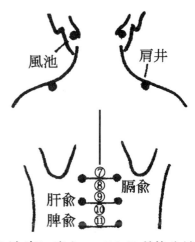

　さらに一言付記しておくことは、肝炎の灸治療に当たっては必ず養生法を守らせなければならない。灸をすえたからそれあとは養生法を守らなくてもよいというのではない。第1に施灸後安静をせねばならない。なるべく寝ていて心を労さぬようにすることである。第2に食養法である。酒や香辛料は厳禁する。新鮮な野菜、果物をとらせて脂肪は与えぬ方がよく、豆腐で1日のタンパク量50グラムを摂取するのがよい。以前はタンパク質制限をしたものだが、最近はむしろタンパク質は摂る方針でいる。

7. 消化器病

　消化器病といっても、これはたいへんに範囲の広い問題で、限られた紙数の中で話をすることは、なかなか容易ではないと思う。しかし、できるだけ要領よく消化器の構造から病気を初めに述べて、それから治療法と順々に述べていくことにする。

はじめに

　消化器は口腔から摂取した食物を、消化、吸収し、不要物を体外に排泄する器官である。これは口腔から始まって肛門に至る約7メートルの消化管と、これに付属して消化作用を補佐する消化腺から構成されている。消化管は滑平筋（輪状筋と縦走筋）から成り、内面は粘膜におおわれ、外面は腹膜でおおわれていて、滑平筋の収縮によって、食物と消化液を混ぜ合わせるかくはん運動と、食物を次第に下の方へ送る蠕動を営んでいる。この運動（機械的作用）によって食物は分解され、吸収されやすいものに消化され（化学的作用）はじめて腸管から（小腸）吸収されて血行に入る。

　これを、さらに詳記すると、

　(1) 機械的作用　口の中で行うそしゃくと、胃腸壁が行う運動によって食物は粉々にくだかれ、混ざり合わされて下の方へ運搬される。

　(2) 化学的作用　唾液、胃液、胆汁、膵液、腸液などの消化酵素によって、食物は分解され吸収できる簡単な物質に変わる。

　A. タンパク質を分解する酵素

　① ペプシンは胃液中にある酵素である。そして胃液中の塩酸の助けを得て、タンパク質を分解して、アルブモーゼとペプトンにする。

　② トリプシンは膵液中にある酵素である。アルブモーゼ、ペプトンを分解してアミノ酸を作る。ただし、タンパク分解力はペプシンに比して弱い。

　③ エレプシンは腸液中にある酵素である。アルブモーゼ、ペプトンを分解してアミノ酸を作る。

　B. 炭水化物を分解する酵素

　① ジアスターゼ（プチアリン）　唾液、膵液および腸液中にある酵素であって、澱粉を分解して麦芽糖とする。

　② マルターゼ　膵液と腸液中にある酵素であって麦芽糖を変じてブドウ

糖にする。
　③インペルターゼ　腸液中にある酵素であって庶糖を分解してブドウ糖と果糖にする。
　④ラクターゼ　膵液および腸液中にある酵素である。乳糖を分解してブドウ糖を作る。
　C．脂肪を分解する酵素
リパーゼ（ステアプシン）　膵液および腸液中にある酵素であって、脂肪を分解して脂肪酸とグリセリンを作る。
　D．タンパク質を凝固する酵素
　ラープ　胃液中にある酵素であって、カゼイン（牛乳中のタンパク質）を凝固する。
　E．酸化酵素
　オキンターゼ　生体内で酵素はオキンターゼの媒介によって複雑な有機化合物を酸化分解して、最後に炭酸と水にする。
　（3）吸収作用　機械的作用と化学的作用とで消化された食物は、胃腸壁の作用で吸収されて、血管内に入り体の組織となる。（これが同化作用である）

消化器の構造概要

1．口腔
　口腔は唇から始まって、咽峡で咽頭と隣接している消化器の最上部である。口腔の構造は歯列と顎骨の歯槽尖起を界として、口腔前庭と固有口腔に分かれて、これに歯、舌、唾液腺が付属している。

2．口腔から胃への養素の通過
イ．口峡（咽門峡または咽門）
　これは口腔と咽頭との結合するところである。
ロ．咽頭
　口腔の後下部、食道と気管との交叉する部分にあって袋の様になっている。上方は鼻咽腔があって、鼻腔と違っており、その両側には耳の鼓室に通ずる耳管（ユスタキー氏管）の口が開いており、下方には咽喉腔があって咽頭に連なっている。

ハ．食道

　咽頭から胃に通ずる円柱状の長い管で、内容のないときは前後が近よって平たくなっている。上下両端と中央部（気管分岐部）の3ヵ所に狭隘部がある。

3. 胃

　胃は横膈膜の下にあって、腹腔の左上から右下に向かって下がり、その大部分は中央から左側にある。形は大きな嚢状である。

　内層は粘膜層で、非常に多くのひだがあり、その表面には胃液を分泌する胃腺の開孔がある。中層は筋肉層で、内方から斜走、環状、縦走の3つの滑平筋がある。最外層は漿膜で腹膜の一部となっている。

　胃の入口で胃との界を噴門、胃の出口で胃と十二指腸との界を幽門と称し、噴門と幽門部との間にある部分を胃体、胃体の上端のふくれた部分を胃底、胃の下縁を大彎、上縁を小彎と名づけられている。

4. 腸

　腸は胃の幽門に続いて肛門まで達する長さ約8メートルの曲がりくねった長い管で、細い部分を小腸、太い部分を大腸と称している。

①小腸

　小腸の全長は約6.5メートルあり、十二指腸、空腸、回腸の3部分に分けられている。十二指腸は小腸のはじまる部分で、長さは約20センチ、カギのようにまがって空腸に移行する。この中央に胆管、および膵管が開口している。空腸は腹腔のほぼ上左側にあって、長さは小腸の約5分の2を占めている。次の回腸は腹腔のおよそ下右側にあって、著しく曲がりくねって盲腸に移行している。この長さは小腸の約5分の3ほどある。

　小腸壁は胃壁と同じように、内面の粘膜層と中間の筋肉層と外面の漿膜からできている。粘膜層には多数の横ひだがあり、その表面に無数の小腸絨毛が、ビロードのように密生突起し、絨毛の内部には毛細血管と乳管があり、また腸腺（リーベルキューン氏腺）があって腸液を分泌する。また、絨毛の数は十二指腸と空腸に多く。下の方に行くにつれてだんだんに少なくなって、回腸下部では見られなくなっている。そして絨毛のない所には孤立リンパ小結節がある。

②大腸

　大腸は小腸に続いている太い管で、長さは約 1.3 メートルあって、盲腸、結腸、直腸の 3 部分に分かれている。盲腸は大腸の始まる部分であって、右腸窩部にあって長さと幅とがほぼ等しい袋状をしていて、下端に細長い虫垂を出している。結腸は盲腸に続く腸管で、盲腸との間に回盲弁（バウヒン氏弁）がある。

　上行結腸は腹腔の右側をのぼって肝臓の下に至り、左折して横行結腸に移り、横行結腸は肝臓の下から胃の下を横走して左季肋部に達し、そこで下に折れて下行結腸に移り、下行結腸は左季肋部から下行して、左腸骨窩部で体の後ろに向かい、S字状に曲がってS状部となり直腸に移行する。直腸は消化器の末端で一番下は肛門に開いている。

消化器の病気と灸治法

1. 食道の病気の灸治法

　食道には食道拡張症といって、食道の拡がる病気、食道憩室という食道の一部が袋のように拡がるもの、食道狭窄、食道けいれん等が主な病気で、食道の病気は嚥下困難、嚥下痛が全てに通じての主症状である。

　食道の病気の主症状は、嚥下困難（食物を飲み下すことが苦痛）であるが、これを治すようにすると、食道そのものの病気が治ってくる。そして、嚥下困難のときに、どこに病的反応が出るかというと、脊椎骨のいくつかの椎間の左右骨側に出ている。そこを選び出して穴を選定して、7壮ぐらいすえるとよく効いてくる。だから塩士伝には「脊の三椎と四椎の間の骨をはさむ左右各一穴と、八椎と九椎の骨をはさむ左右各一穴へ三壮、五壮、十壮と灸すると妙効がある」といっている。

　これは実際に取穴して治療をすると、必ず3椎と4椎および8椎と9椎間の骨をはさむと限ったものではない。病気の原因、個人差によって他の椎間に現れるから、そこは臨機応変の処置をとるのが治療家としての知恵である。

　だから名家灸選にも「むせりかえって食物がのみこめないときは、食事に当たって第七椎と第十椎の骨側へ灸すると食物がのみこめる」という方法が試効ありとして集録されている。これは塩士伝にある方法と同工異曲であ

る。またそのときに三里に灸すると妙といわれているが、足の商丘に灸することも効があるから参考として覚えておいて活用されるべきである。

2. 胃の病気の灸治法

　胃の病気には急性胃カタル、慢性胃カタル、胃酸過多症（過酸症、溜飲症）、無酸症（激酸症）、胃と十二指腸のかいよう、胃けいれん、幽門けいれん（幽門狭窄）、胃アトニー、胃拡張、それから病気ではないが症状が出ると病人あつかいをする胃下垂まで数え上げるといろいろとある。

　胃の病気の症状となると、それぞれの症状があるから、主症状を共通にすることはできないが、強いて同類項を求めると、胃部膨満感と食欲不振、胃痛、溜飲症状（胸やけ、おくび）、胃症状のために起こる肩こり、背中の張りということが挙げられる。

　胃の病気のときに病的反応はどこに出るかというと、これはほとんどが背中の膀胱経1行、2行にでているものである。ことに胃酸過多症、胃炎、胃かいようの場合には、第5胸椎から、第11胸椎の両側、すなわち膀胱経心兪あたりから脾兪の辺までのところへ、長い紡垂状の硬結が現れる。その他、丸い硬結を触知することもある。また各経穴に著明な圧痛反応はもちろんある。その硬結や圧痛が両側に出ないで片側に出ることがある場合が少なくない。

　こんなわけから六華の灸という灸穴が行われていたのである。六華の灸は、医学入門が出典で俗に胃の六つ灸といわれていて、消化器病一切を主治することになっている。その穴は膈兪、肝兪、脾兪の左右六穴であるから六華の灸とも、胃の六つ灸ともいうのである。

　すなわち今も述べたように、胃に病変があると、心兪のあたりから脾兪、さらに下の胃兪、三焦兪あたりまでのいずれかの経穴、兪穴に硬結、圧痛反応が現れる。その中で特に膈兪、肝兪、脾兪は、その現れる公算が大きいから六つ灸として選びだされたのである。しかし、必ずこの六つの穴と限られたものでなく、神経性胃炎または胃酸過多症は、厥陰兪、心兪、膈兪というように現れ、その他胃かいよう、十二指腸かいよう等は、膈兪から下部に出て胃兪、三焦兪にまで及ぶことが多い。

　そこで胃疾患を治療するときには、背部を按圧して穴を求めなければな

らない。そして、もしも右側にのみ硬結や圧痛が出ていたならば、そこを取穴して、左側に出ていなかったならば、そこは取穴しないでおく。そして1週間以上右側へ継続施灸してから左側をしらべてみる。そうすると左側にも同じように穴が出てくる。そこで初めて左右両側へ取穴施灸をすればよい。その場合に左右横列位の不ぞろいは問題でない。つまり左右の穴がゆがんでいてもさしつかえがない。

　腹部では中脘または上脘、巨闕、不容、天枢を選んで病症状に応じて取穴するとよい。壮数は基準を大体7壮とする。

　下肢に、胃痛に対して梁丘、裏内庭。胸やけに対する第2指裏の泉生足という名穴。胃症状一般に効果のある足下部の金門も有効な穴である。

3. 腸の病気の灸治法

　腸の病気には、下痢と便秘が主症状であり、下腹部の痛み、食中毒、虫垂炎、脱腸、腸閉塞、腹膜炎等が腸の主な病気となる。腸閉塞には腸重積、腸捻転、閉塞性イレウス、腸嵌頓等があるが灸治の限りではない。

　下痢の灸治法としては、背部では胃兪、三焦兪、大腸兪。腹部では臍の際にある肓兪2穴、臍の上部の水分、下部の陰交に取穴して、下痢が止まれば腹部の施灸を中止しておくのがよい。

　便秘の場合は、臍から遠く離れる穴をとる。天枢、大横、中脘、大腸兪、小腸兪に施灸すると一般的の場合は効果がある。

　虫垂炎は気海が名穴で、中脘、天枢に各10壮、気海に多壮の灸を施せばよい。脱腸には商丘が必治の名灸穴となる。

　消化器病というのは範囲があまりにも広いが、要約してこのようにまとめておく。

8. 心臓病の灸治法(1)
弁膜症を主として

　心臓がポンプであり血管が導管であって、心臓の力によって血液が血管の中を循環する。この事実はイギリス人で侍医であって、ロンドン医科大学解剖学教授であるウイリアム・ハーヴェイが、1628年すなわち今から345年前に、ドイツのフランクフルトにあるウイリアム・フィツアという出版社から出版した「生物の心臓ならびに血液の運動に関する解剖学的研究」という有名な著書によって、はじめて公表されたのであった。

　とにかく、それまで西洋においては血管の中には、空気が通っているものと考えられていたのであった。これが実は中を血液が通っていたとは、当時夢想だにしなかったことで、ハーヴェイのこの発見はコペルニクス的転換といわれている。

　コペルニクスはこのハーヴェイの発見よりも、わずかに28年前に、それまでの人たちが天が動くものと信じていた、いわゆる天動説を、地球が動くのだという地動説を出して、学説を180度転換させた。それと同じように、からだの中に管があって、その中は空気が通っていると信じていたのを、血が通っていたのであるというのでは、正にコペルニクス的転換といってよいであろう。

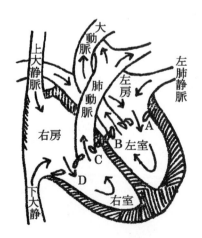

A:僧帽弁　B:大動脈弁　C:肺動脈弁　D:三尖弁
血液循環略図

衆知でもあるように、心臓は上下と左右の4つの部屋に分かれている。まず左室から押し出された血液は、大動脈弁を通って大動脈にはいり、頭や上肢と、からだや下肢に流れて栄養分を供給し、反対に老廃物を受けとって、汚れたどす黒い血液となる。
　この汚れた血液は上下の大静脈を通って心臓の右房に帰ってくる。右房から三尖弁を通って右室に入るが、右室は左室と同時に収縮して、血液を肺動脈弁を介して肺動脈に送りこむ。肺動脈は右と左に分かれ、それぞれの肺で汚れた血液は清浄される。つまり老廃物の中の炭酸ガスを放出して、新しい酸素をとり入れる。これによって血液は清浄な酸素をふくむ血液となる。この血液は右と左の肺から肺静脈を通って、右房へもどり再び左室から全身に送り出される。
　つまり血液は左室－大動脈－全身－大静脈－右房－右室－肺動脈－肺－肺静脈－左房－左室と再び大動脈というコースでぐるぐるまわっているわけだ。したがって、心臓は外から見ると1個であるが、働きの上からみると2つある。
　左側の心臓、これを左心系というが、これは新鮮な血液を全身に送り出すためのもの、右側の心臓すなわち右心系は、汚れた血液を肺に送り出すためのものというようになっている。
　右心系には僧帽弁（右室と左房の間）と大動脈弁（左室と大動脈の間）との2つがあり、右心系には三尖弁（右房と右室の間）と肺動脈弁（右室と肺動脈の間）との二つがあることを、治療上特に注意されたい。
　僧帽弁というのは妙な名前であるが、これはカソリックの坊さんが、かぶっている帽子のように、右と左のそっくりかえった2葉からできているところから名づけられている。あるいはこれを二尖弁と呼んでもいる。
　三尖弁は3葉からなっている。僧帽弁（二尖弁）と三尖弁は、心房と心室の境にある弁であるから一括して房室弁ともいうのである。
　この房室弁は心室が収縮するとき、強大な圧力がかかるので、裏がえしにならないように、パラシュートの索のようなものがついている。これのことを乳頭筋といっている。
　これに対して、大動脈弁と肺動脈弁は、房室弁よりも、はるかに直径が小さいし、心室がある圧力になれば開放して血液を末端の大動脈、あるいは

肺動脈に送り出しさえすればよいのだから、房室弁よりも構造も簡単に、3枚のポケット状の弁膜から成り立っている。

心臓弁膜の機能障害

　これらの弁は正常であると血液を一方交通式に流して、逆流したり、あるいは血液を通りにくくしたりするようなことはない。井戸のポンプは少し使っていると、ちび減ったりして取り替えなければならないが、心臓の弁は何十年と使っても故障が起こらない。造化の妙には感嘆せざるを得ない。

　しかし、この弁も人間の不自然行動や、わがままの行いなどか、あるいは、心内膜炎が原因で故障を起こすことがある。心臓弁膜症というのがそれであり、この病気は心臓病の過半数をしめているというべきである。

　心臓の弁は今も述べたように、左心系には僧帽弁と大動脈弁の 2 ヵ所、右心系には三尖弁と肺動脈弁の2ヵ所、合計4ヵ所ある。

　この4ヵ所にある弁は、血液を通すときには開き、そうでないときは互いに接着して閉鎖している。とにかく弁は血液をよどみなく一方方向的に循環させるために、非常に大切な役割を果たしているわけである。

　ところがこの弁がこわれることがある。これが心臓病の過半数をしめ、心臓病といえばたいていが弁膜症であるといわれる病気である。

　弁の故障は、その機能の上から2つに分ける。1つは閉じるときに完全に閉じなくなってしまって血液が逆流するもので、これを閉鎖不全、あるいは逆流症と呼んでいる。もうひとつは、弁がくっつきあって開けないような状態になるものがある。こうなると血液はせまいところを通っていかなければならないことになる。これを狭窄といっている。

　この閉鎖不全と狭窄が、それぞれの弁に起こり得るわけで、たとえば僧帽弁の通りが狭くなった状態を、僧帽弁口狭窄といい、僧帽弁のしまりが悪くなったのが僧帽弁閉鎖不全といっている。同じように大動脈弁が狭くなった状態を大動脈弁口狭窄というわけである。このように区分はしているが、ときには狭窄と閉鎖不全とが両方存在することもある。これは、狭窄兼閉鎖不全といっている。僧帽弁などは狭窄兼閉鎖不全が多く見られる。

　左心系の弁膜症のうち、僧帽弁の弁膜症の原因としては、狭窄も閉鎖不全もリウマチによる場合が圧倒的に多く、その他には細菌性心内膜炎も原

因となり、さらに先天性もときどき見られることがある。
　これに対して大動脈弁膜症では、梅毒、リウマチ、動脈硬化、亜急性心内膜炎などが原因となる。

弁膜障害による症状

　健康な心臓は、ふだんにいつも全力を出して働いているわけではないのだから、弁膜症が起こっても、初めはその余力でなんとか身体の要求をまかなっている。
　しかし、この状態が長く続いたり、または運動をして心臓に無理が及んでくると、心臓は自分の筋肉を肥大させて、それでなんとか必要量の血液を押し出そうとする。ところが心臓の筋肉の肥大にともなって、その栄養を補給する側の冠状動脈は比例的に増えてくるわけではなく、そのうちにバランスが破れて、心臓筋肉の力が弱ってくる。
　そうなると血液を必要な臓器に充分な配給ができないから、それぞれの臓器に障害が起こる。左室から前方の器官、体内にある器官に障害が起こるから、これを前方障害といっている。また障害のある弁の上流、つまり後ろの方に血液の通りがわるくなって停滞を始める。たとえば僧帽弁口狭窄の場合には、血液は左房から肺静脈、肺さらに肺動脈というように逆流的に停滞をきたし始める。この状態を後方障害といっている。
　そして前方障害のため、腎臓へ行く血液が減って尿量が少なくなり、大動脈弁口狭窄のときには心拍出量が減ってきて、安静時はともかく運動時には、そのために脳へ行く血液の量も減って、失神を起こしたり、けいれん発作を呈することもある。
　また後方障害では、ことに僧帽弁膜症の場合は、肺に鬱血をきたし、そのために息切れ、動悸、血痰、さらに肺に血液がたくさん集まってくれば、喀血を起こすこともあって肺結核とまちがえられたりする。さらに後方障害がひどくなると、右心室つまり右室、右房さらにその上流の静脈にも鬱血がきて、肝臓がはれたり、手足や顔にむくみが出る。
　こういうように、心臓のポンプとしての働きが不完全になって、からだのどこかに血液が停滞してくる状態を心不全というのである。
　心臓の病気といえば、さらに心内膜炎が弁膜症と関連しているが、その

他に、心筋の病気で心筋こうそくという恐ろしい病気や狭心症発作もあるが、今回はもっぱら弁膜症のみにとめておき、次のときに狭心症について述べることにする。

弁膜症の灸治法

　心臓病の治療には、どんな場合でも安静を主として、労働や運動を避けなければならないのはいうまでもない。しかる後に灸を施せば、弁膜症に対しては灸は相当の効果を現すものである。

　灸法口訣指南に「張仲文の灸経にいわく、卒わかに心痛して忍ぶべからず、冷水を吐き、元気虚脱せば足の大指の次指の横紋の中へ各一壮を灸す。立ちどころに癒ゆ」というのがある。

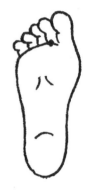

　この奇穴は、心不全に対して即効的のもので、張仲文は1壮といっているが、これは艾炷の大ききが麦粒大といっている。私は米粒または半米粒大の艾炷で3壮を灸すことによって、息切れ、動悸という症状に良好な成績をあげている。だから麦粒大ならば1壮で充分効くのである。

　名家灸選には、心痛には細紐をもって首にかけ両端を乳頭のところにあてて切断す。これを背にまわし、脊柱にて両端つくるところに100壮というのがある。この方法は大体神道穴をねらった方法である。神道穴は第5椎の節の下間にありというのが十四経発揮がいっている部位であるが、今の縄折法が5椎の節の下間にあたるようになっている。東洋医学で神というの

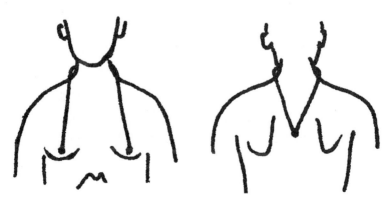

は心臓を意味し、同時に精神もふくまれている。これは古人が心臓は心の産であり精神の中枢と考えていたからである。したがってこの穴の主治症は、心臓の疾患と精神的な症状を主ることになっているが、ここの灸が弁膜症を好転させる。壮数が 100 壮というのは多壮と考えてもらいたい。決して 100 壮というようなことをせずともよいのである。

　もう 1 つ反応が出ていて、心臓の病気に対してその症状を軽快消去するのが、上肢の俠白、曲池、手の三里の左右 6 穴に各 7 壮を灸することである。この穴も弁膜症には実によく効くのである。とにかく 1 週間でよいから毎日施灸を試みることだ。身体にどんなに変化が起こるか知ることができる。

　弁膜症患者というのは、病気にかかってから 1 年以内に死亡するものが相当に多いが、この危険を通りこすと 10 年でも 20 年でも生きのびるものである。そのわけは、心臓の代償機能如何によるのである。代償機能は実に心臓の力、心臓の丈夫ということであるが、灸によってその力が強められるのである。

9. 心臓病の灸治法(2)
心臓筋肉の病気を主として

　前回は血液循環をつかさどる弁膜の病気を主としてその灸治法を述べたが、今回は心臓を構成している筋肉の病気と、その灸治法について述べることにする。

　心臓は何十年でも、その人の生命の続くかぎり、休むことなく収縮したり弛緩したりしている。収縮するときは心室から血液が送り出され、弛緩したときは右房へ帰ってくる静脈血を吸引してくる。こういうポンプ作用を営んでいるのが心臓の本体であるが、そのポンプ作用のもとは心臓の筋肉である。

筋肉のかたまりである心臓

　心臓の筋肉は横紋筋という、横に縞模様のある筋肉である。横紋筋の特徴は手や足のように、自分の意志で動かすことのできる点にあるが、心臓の筋肉だけはただ 1 つの例外で、横紋筋でありながら自分の意志では動かせない。

　胃や腸にも筋肉はあるが、これは平滑筋といって、横縞のない平滑な筋肉である。だから平滑筋と呼んでいるわけだ。

　そんなわけで、心臓の筋肉は横紋筋であるにもかかわらず、平滑筋と同じように自分の意志ではなくて、神経の支配のもとに動いている。そして内中外の 3 つの層にわかれた筋肉が交差してギュウッとしまるようになっている。これは非常に力強い圧出ポンプの作用するためにそうなっているのである。

　心室が収縮するときに、中の血液が心房のほうへ逆流しないように、境に房室弁があり、また心室が収縮をやめて、今度は広がるときに折角送り出した血液がまた心室へもどってこないようにするために、大動脈弁、肺動脈弁があることは前回、述べたとおりである。

　このように心臓の筋肉は収縮したり弛緩したりして全身へ血液を循環させる作用を営んでいるのだから、その筋肉の厚さも部位によって違いがある。心房のところは、ただ血液を下の心室へ送りこんでやればよいのだから、その圧力もわずかですむ。それだから心房の厚さは薄くできている。

ところが心室の場合は、かなり遠くまで血液を送ってやらなければならないから、その筋肉も厚くできている。しかし、厚くできているものの、同じ心室でも左室と右室とをくらべると、右室はただ肺まで血液を送ればよい。しかも肺の中は血液が非常に通りやすい。だから右室の方は筋肉が薄い。ところが左室の方は、そんなわけにはいかない。頭のてっぺんから足の先まで血管壁の抵抗に打ちかって血液を送ってやらなければならないから、右室にくらべると左室の筋肉の厚さはずうっと厚くなっている。

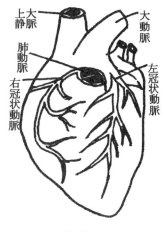

冠状動脈の図

心臓を養う冠状動脈

以上述べたように、結局、心臓は筋肉のかたまりであって、この筋肉が一定のリズムで上手に縮まったり、ゆるんだりしてポンプ作用をしている。そして、その作用をするためにはそれだけのエネルギーが必要だ。

これはちょうど手や足の筋肉に血管が分布していてエネルギーのもとであるカロリーを血液によって供給しているのと同じように、心臓の筋肉にも血管が分布していて活動のエネルギーを与えている。

その血管を冠状動脈といっている。この冠状動脈は大動脈の根元のところから直角に左右に2本となって心臓へ入りこみ、心臓の筋肉の全表面から深いところまでと分布している。

なぜ冠状という妙な名前がついているかというと、英国の国王がかぶる王冠と同じような形で、重要な、実に重要な動脈が、大動脈の根元から直角に左右に2本に分かれて出て、それが心臓を鉢巻状にとりまいている状態は、その重要性からいっても、形状からいっても王冠のようであるから冠状動脈だといっているわけである。

とにかく、この冠状動脈は心臓の筋肉の活動を維持させるために、栄養分(エネルギー)を供給する大変に重要な血管である。心臓が何十年もの間、調子よく働くためには、この冠状動脈から常に適当な量の新しい血液

が心臓の筋肉へ与えられていなければならない。

　換言すれば、心臓筋肉が必要とするだけの新鮮な血液が、時に応じ、状態に応じて供給されていなければ心臓は円滑な働きができない。静かにしている時は、少量の血液が冠状動脈を流れていればよいのだが、運動をしたり、かけだしたりすると、とたんにこの血管を流れる血液の量がふえて、心臓の筋肉に充分な量の血液を供給することになる。

　心臓の筋肉に必要な血液量を供給するということは血液の中の酸素、ビタミン、各種の栄養素（タンパク質、脂肪、炭水化物）、有機物、ミネラルなどを与えることである。これらのエネルギー源の供給を受けた心臓は、一定のリズムをもって、その筋肉が収縮と弛緩をくりかえして血液を圧出している。そうすると当然そこに炭酸ガスや老廃物が生じてくる。これは取り去らなければならないことになる。そこで炭酸ガスやそのほかの老廃物を取り去るためには、冠状動脈と大体平行して走っている冠状静脈が、その役目を引き受けている。この冠状静脈は集まって右房へ入るようになっているが、一部は身体の静脈へ合流して、大静脈を介して右房へ血液を帰すような仕組みにもなっている。

冠状動脈の障害

　冠状動脈は以上述べたように心臓の働きを円滑に保つ上で、大変に大切な動脈であることがわかると思う。もしもこの冠状動脈の中を流れる血液がスムーズに流れなくなったとしたら、それこそ大変なことになる。

　たとえば冠状動脈が一時的にけいれんを起こして細くなると、中を流れている血液の量が減り、心臓の筋肉は血液不足となる。そのために酸素不足の状態におちいって、心臓に痛みの発作が起こる。これが狭心症発作といわれるものである。冠状動脈のけいれんがなくなり、心臓の筋肉に再び充分な量の血液が流れるようになれば、この狭心症発作は消えてしまう。したがって狭心症治療の要点は、冠状動脈のけいれんをゆるめる、つまり冠状動脈を拡げることにある。

　また冠状動脈の内腔か血液でつまったりすると、それから先へは血液が流れないから、その血管で養われている心臓の筋肉は、栄養分も酸素も行かなくなってそこの部分だけ筋肉は死んでしまう。これを壊死におちるとい

うのであるが、全て血液が流れて行かなければ壊死におちいるものである。これが心筋梗塞という恐ろしい病気である。

狭心症と心筋梗塞

　狭心症というのは、今も述べたように心臓筋肉を養うところの冠状動脈が一時的にけいれんを起こして細くなり、そのために供給される血液の量、ことに酸素が減った場合にみられる症候群である。だからたいていは老人の心臓病ということになるが、大動脈弁膜に障害のある場合は、若い人でも狭心症の発作をみることはある。つまり冠状動脈は、大動脈の根元から直角に左右に2本に分かれているから、大動脈弁膜に障害があれば冠状動脈に充分血液が入らなくなるからである。

　冠状動脈は大動脈から直角に2本分岐しているのであるから、正常な場合でも大動脈から血流が入りにくいようにできている。だから冠状動脈に動脈硬化のような変化か起きたり、大動脈弁に故障があって血液の流れこみ方が少なかったり、あるいは冠状動脈の内腔が閉じてしまったり、冠状動脈が一時的にけいれんを起こして狭くなると、どうしても心臓筋肉は必要とする栄養分や酸素の不足を来してくる。これを冠不全といっている。したがって狭心症や心筋梗塞は、いずれも冠状動脈の硬化を基盤とした冠不全によって起こる発作性の病気である。

狭心症・心筋梗塞の灸治法

　狭心症や心筋梗塞の発作を起こしている人は、医療の手当てを受けるべきであって灸治療のかぎりではない。ただ前回にも述べた「卒わかに心痛して忍ぶべからず、冷水を吐き、元気虚脱せば足の大指の次指の横線へ各1壮を灸す。たちどころに癒ゆ」というのがあるが、あれは狭心症発作のときの救急法である。あれを弁膜症治療によいといったのは、一週間ぐらい毎日施灸していると弁膜症にもよいのだからいったのである。

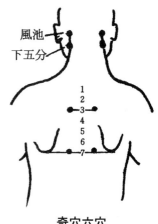

奇穴六穴

狭心症にも、たちどころに癒ゆというくらい効くのだから、もちろん他の心臓疾患には用うべき奇穴である。

　奇穴では、風池穴の下5分、第3胸椎の骨側左右、第7胸椎の骨側左右という6穴を取穴して灸を3壮すえると狭心症発作が起こらないようになる。

　狭心症の痛みというのは30分以上続くということはなく、ショック症状や血圧が下がるということもないのが普通である。もし痛みがそれ以上続いたり、ショック症状になったりという場合は、心筋梗塞を疑うべきである。よく狭心症で死亡するといわれているが、それは狭心症ではなく、心筋梗塞による死亡と考えられる。狭心症そのものでは、それほど死亡することはない。ただ、くりかえし発作がくるからやっかいだ。

　今述べた奇穴6穴は、狭心症発作を起こすものの背診をすると、必ずその付近に触知する硬穴や著明な圧痛がある。そしてこれに灸すると発作が起こらなくなってくる。こういう治効の結果から考察すると、この灸をすえることは冠状動脈のけいれんを防止し、冠状動脈を拡げることになり、冠不全の治療に役立つことになると考えられる。したがって心筋梗塞の予防にも効果があるから利用すべきである。

　次に正穴で心臓疾患の治療穴には、郄門、巨闕、膻中、霊台がある。

　郄門は、手の厥陰心包経の経穴であって、十四経発揮をみると、「掌後腕を去ること五寸に在り」となっている。この取穴は、手根関節横紋の正中に、やはり厥陰心包経の大陵穴がある。その穴と肘窩内側の曲沢とを一線にして、ほぼ中点にとるというのが十四経発揮でいっている方角指示である。実際に心臓疾患の患者を按圧すると、今少し上方に圧痛が出る。医学入門では、この穴は「胸の心痛み、じん血、吐血、神気不足を主治するもの」といっている。とにかく心包経の郄穴である。「郄」は急性症頓坐を意味する。し

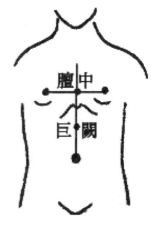

たがって狭心症に特効がある。

次に巨闕であるが、これは任脈経の穴であって、十四経発揮には「鳩尾の下一寸に在り」とある。

淵々堂挨穴法には「鳩尾の下二寸、鳩尾穴の下一寸に付くるなり。鳩尾骨の下一寸にあらず」と注意している。鳩尾の下というと鳩尾骨の下と思うが、その岐骨から下1寸が鳩尾穴で、その下1寸が巨闕である。鍼灸大成には、「諸々のむなきわぎ、胸痛を治す。」といっている。そのゆえに心臓疾患、すなわち心痛、心悸亢進、狭心症を指して「胸きわぎ、諸々の胸痛」といっているのである。

膻中穴は、十四経発揮には「玉堂の下一寸六分、両乳房の間に在り」といっている。この取穴は玉堂の下というよりも両乳間として取穴すればよい。つまり両乳頭を一線に結んで、胸骨の正中線に交わるところを方角点とする。ただし妊産婦は乳房が下垂しているから仰臥させて乳房を正位に安定させて取る。そうしてから按圧して強い圧応を求めねばならない。

この穴は上焦の諸病を主るもので、鍼灸大成にはだいたい「気みじかく、胸中ふさがるごとく、心痛するのを治す」といっている。気みじかく、というのは息切れ、胸中ふさがるというのは息苦しいこと、心痛は胸の痛みということで、狭心症等心臓疾患を主治する。

霊台穴は督脈経の穴であって、十四経発揮には「第六椎の節の下間に在り」とある。第6椎すなわち第6胸椎棘突起の下のくぼみに取穴する。これも息苦しいときに灸3壮が効をあらわす。

以上のように、狭心症や心筋梗塞の予防として灸はもっとも効果的である。

よく心臓疾患に灸はいけないという人がある。医師でもそんなことをいう人がいる。なぜいけないかと聞くと、灸をすえて努責させると心臓に悪いというのであるが、これはあたらない。打膿灸のような大きな灸をすえるのでは努責をひどくさせる。施灸のとき、前の竹の棒へつかまっていないとがまんできないほどに熱いとすれば相当に努責をすることであろう。ところが小灸を施す場合、そんなに努責をするものではない。すえ方で努責をさせるようなことはしないですむようにできる。もし小灸の刺激が害になるのであったならば、注射の針でも害があることになる。灸はすえているうちに、どんどん効

き目があらわれてくるのだから害があるなどといっているうちに治ってしまう。

心臓神経症

　心臓の病気に妙なものがある。これは原因のはっきりしない心臓病である。いいかえると、心臓や血管には何ら特別な変化を認めないのに、自覚的にあらゆる種類の心臓病の症状を訴える。これを心臓神経症というのである。そして別名を神経循環無力症ともいわれている。この病気になる人は一定の素質がある。この素質は生まれつきばかりでなく、後天的に色々な身体や精神条件、環境などによっても起こる。

　一般にその性格の特徴としては、外からの刺激に対する反応が弱いか、あるいは欠除しているような素質があり、また潜在性の欲求不満を起こしやすい素質がある。また素質のほかに、実際の体質も関係する。つまり内臓が下垂していたり、胴が長く胸部が偏平であったり皮膚が蒼白であり、血圧は低いというような人に多く見られる。その他、精神的ショック、不眠、過労、性的不満が誘因となることもある。

　自覚症状
　1.呼吸促迫（息切れ）。2.動悸。3.胸の前の方が痛い。4.疲れやすい。
　この4つが、この病気の非常に重要な症状であって、心臓神経症の4大徴候という。

　そのほか顔色が苦しそうであったり、汗をかきやすい。反対に蒼白になったり、脈拍が早い、という色々の症状をあらわす。しかし、こういう人を徹底的に調べてみても、自覚症状があるにもかかわらず、なんら器質的変化をみつけることができない。

　ただし、胸の痛みは狭心症と区別出来ないほど強いこともあるから、そういう場合には神経性狭心症といわれている。

　それから、ある程度の脈の不整のあること（これは特に呼吸にともなって起こる）あるいは目玉を押すと普通だれでも血圧が下がり、脈拍も多少減るが、この程度が特にひどい。さらに頸動脈のところを圧迫しても、普通の人以上に血圧が下がり、脈拍数が減り、ときには心臓が短時間止まることすらある。

とにかく、心臓神経症は、本人は非常に苦痛を訴えるが、実際には決して生命の心配はない。さらに面白い？ことは、本当に危険な心臓病の人が、危険の心配をしないのにもかかわらず、本当は危険のない心臓神経症の人の方が、今にも死にそうな不安の念をもっていることである。

心臓神経症の灸治法

心臓神経症の灸治療は、きわめて有効であって、他にこれほど効果のある方法はないといってもよいくらいである。

背診をすると心臓神経症の患者は、督脈経の各穴のいずれかに反応を現している。これは神経症に共通する現象である。そして神経症というものは筋縮までに現れて、それより下部には現れないものである。

したがって、身柱、神道、霊台、至陽、筋縮の 5 穴が治療穴となる。心臓神経症治療の場合、この各穴の中で全部、あるいはそのうちのいくつかに出る。また中心に出ていないときには、必ず骨側に出ているものである。この、中心でも、骨側でも反応のある穴へ 7 壮ずつ灸する。この灸によって苦痛とする症候を消失させることができる。

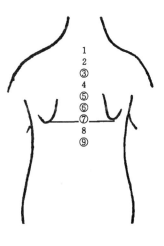

穴の部位を参考までに述べる。
身柱　第 3 胸椎の節下
神道　第 5 胸椎の節下
霊台　第 6 胸椎の節下
至陽　第 7 胸椎の節下
筋縮　第 9 胸椎の節下

10. 腎臓病の治療法

　昔から大切なことや重要なことを、「肝腎要め」といっているが、からだにとって肝臓や腎臓は最も大切な臓器であることから出た譬えである。したがって腎臓が病気になると大変な影響を蒙ることになる。そこで今回は腎臓病の治療について述べるのだが、その前にまず腎臓の構造や機能から述べる。

腎臓の構造

　中国の古い医学では「腎はその形は豚の走るがごとくであり、その重さ一斤一両、背の十四椎に附く、前後は臍と平直なり、形石卵のごとく色黒紫にして、両枚ありて胃下の両傍にあたる」といっている。

　しかるに今日の解剖学の教えるところでは「その形そら豆のごとく」といっているが、この方が豚が走るというよりも適切である。腹腔の奥深く左右2個、脊柱の両側、ほぼ12肋骨の高さにあり、その周囲は被膜や脂肪で大切に包まれている。大きさは平均、縦が10センチ、幅5センチ、厚さ3センチ、左右合わせて25グラムの目方である。

　そら豆形のへこんだ部分を内側にして左右から互いに向かい合い、そのへこんだ部分に、腎臓へ血液を運びいれる動脈と、血液を運び出す静脈や、腎臓内で出来た尿を送り出す尿管がついている。さらに腎臓を縦に断ちわって内部の構造をしらべてみると、内側に髄質と呼ばれる部分がある。もっと内側は洞になっていて腎盂と名づけられている。ここへ細菌が入って炎症を起こしたのが腎盂炎である。

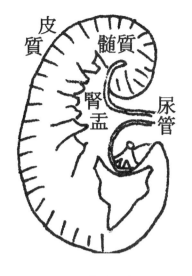
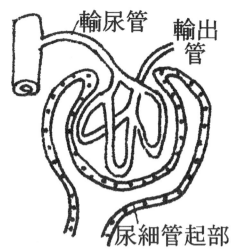

腎臓縦断略図　　　　　　　糸球体模型

　なお顕微鏡で微細な構造をしらべると、まず腎臓に入った動脈は、次第に沢山の枝に分かれて細くなり、その内の大部分は皮質の中にある糸状球という部分に入る。糸球体のことを腎小体、またはマルピギー氏小体ともいっている。そして糸球体に入った動脈の細く技分かれしたものは、その中で毛細管の束になって、幾回転かうねり曲がり、ここを出て他の血管とだんだんに合流して腎静脈となって腎臓から出ていく。

　糸球体は腎皮質の中に一面に散在し、一側の腎臓には100万個以上はあるといわれている。内外2枚の細胞の膜から出来た囊が外側にあって、その中へ血管の束を包みこんでいる。囊の一極からその血管が出入し、反対側の一極からは尿細管が出ている。その尿細管をたどっていくと、これはうねり曲がりをして、さらにいくつもの他の尿細管と合流して内の方へ向かって走り、腎盂に口を開いている。

腎臓の機能

　腎臓は今述べたように、糸球体と尿細管、それから血管が集まって構成されているわけだが、これは何のためかというと、尿を作るためにこういう構造になっているのである。つまり腎臓の仕事は尿を作ることである。腎臓で

作られた尿は尿管を通って膀胱に運ばれ、尿道を通って体外に排泄される。

尿は血液の性状をわれわれの生活に最も都合のよい状態に保っていくためのものである。身体の中で行われている新陳代謝の結果の老廃物、体内に入った物質で不用なもの、生活に有害なものを血液の中から選び出して、尿として排泄するのが腎臓の機能である。だから、もしも腎臓の機能が2〜3日以上止まると、からだの中には有害物質がいっぱいたまって尿毒症という恐ろしい病気となる。

尿が腎臓の中で作られるしくみは、濾過作用、分泌作用、再吸収作用の3つで、これらが巧妙に行われている。まず、腎動脈を通って血液が腎臓の中へ流れこむと、それが糸球体の毛細管を通るときに、血液中の水分および他の物質がこし出されて、毛細管をとりかこむ囊の中に入り、さらに尿細管の中に入る。しかもこれは布で水をこすような簡単なものではなくて、細胞の生きた力が働くのである。こし出された液が尿細管の中を流れる間に、逆に今度はその中から身体に必要な成分および多量の水分が、尿細管壁を通って周囲の毛細血管の方へ再吸収されるのである。一方において、ここでもまた血液の方からも尿細血管の方へ再吸収される。その一方、ここでもまた血液の方からも尿細管へいろいろの物質が分泌によって入り、それも混じって、ここに尿が出来あがる。

腎臓が尿を作る仕事は非常な労力を必要とする。全ての臓器が仕事をするには酸素を消費する。そこで、その酸素の消費量をみると、その臓器がどれだけの仕事をしているかが測定できる。

腎臓の場合、その目方は全体重の約160分の1であるにもかかわらず、仕事の忙しいときには酸素消費量が全身酸素消費量の10分の1までに達する。これからみても腎臓の仕事がいかに激しいかがわかる。このことは、腎臓病を治療するときにはまず何よりも食飼の種類や量を制限して、腎臓からの排泄物をなるべく少なくして、腎臓に休養を与えることが、どんな治療手段よりも必要なことがらであることがわかると思う。

尿

われわれの身体の中の血液は、濃すぎても薄すぎても困る。だから飲料

を沢山飲んで血液が薄くなりすぎれば、腎臓は過剰な水分を血液から抜きとって尿に出してしまう。また飲料の摂取が少なかったり発汗が多いと、血液が濃くなりすぎるから、腎臓は血液の中に溶けこんでいる固形分を抜きとって尿の中へ送りこむ。これは逆に水分の排泄が少なくなるから尿は濃く量は少ない。

　腎臓が健康だと、この機能が自由にしかも敏速に行われる。ところが腎臓に病変が起こって機能に障害が生じると、飲料を沢山飲んでも充分に排泄されない。排泄されても時間が遅れたり、濃い尿や薄い尿が自由に出ない。だから普通の飲食量でありながら尿の量が連日にわたって1日500cc以下というのは腎臓が病的であるといわねばならない。そのわけは、健康な成人男子の1日の尿排泄量は、平均1200ccから1500cc、婦人はこれよりやや少ないのが常態だからである。

腎臓病の種類

　腎臓は糸球体、尿細管、腎血管の3つの主要部分からなりたっていて、その各々の異なった機能を営んでいる。したがって病気が起こったときは、そのおかされる部分によって症状も異なる。
1. 糸球体がおかされる時は、糸球体腎炎あるいは単に腎炎という。
2. 尿細管がおかされたときは、腎炎ネフローゼ、あるいはネフローゼという。
3. 血管がおかされた時は、腎硬化症という。

　この3大別が主となり、さらに腎盂炎、腎臓結石、腎臓結核などさまざまな病気がある。

腎臓病の徴候

　腎臓の病変は、その機能に支障をおこすから、からだにいろいろの徴候が現れる。第1に浮腫、第2に尿の変化、第3に血圧亢進、第4に尿毒症、第5に視力障害が主な徴候である。

1. 浮腫

　浮腫は腎臓病の主徴候である。通常、顔面ことに眼瞼に現れて顔が蒼白にむくむ。腎臓病は安静にしなければいけないのに安静にせず働いてい

ると、朝起きた時に、顔に強く、夕方は足に強く浮腫が現れる。さらに浮腫が増加してくると全身に及び、頭の有髪部まで腫れる。これはネフローゼに多い。

2. 尿の変化

　尿を製造する臓器が病気になるのだから浮腫の無い腎臓病はあっても、尿に変化の無いということはない。尿の変化は減少、乏尿、無尿、多尿、たんぱく尿、血尿という変化がある。

3. 血圧亢進

　血圧亢進、いわゆる高血圧も腎臓病の主要な徴候である。糸球体腎炎の急性期、慢性期、ことに慢性期の萎縮腎は常に高血圧となるが、尿細管の侵されるネフローゼでは一般に血圧は高まらない。

4. 尿毒症

　尿毒症は体内で出来たたんぱく質分解産物や腸内腐敗産物が血液中に吸収され、これらは腎臓が健康であれば排泄されるのであるが、排泄しきれないために体内にたまり中毒を起こす。

5. 視力障害

　腎臓病の経過中に視力障害が起こる。腎炎性網膜炎と網膜出血とがある。

腎臓病の灸治法

　今までのことを要約すると、腎臓は血液中の不要分をこして尿とし、その尿は輸尿管を通って膀胱から排泄される。このような水濾器のような作用をするのが腎皮質内の糸球体であるが、水濾器は悪水をこして清水を下すのだが、腎糸球体は血液中の老廃物をこし出して、良血液を残すのだから水濾器と反対の働きをしている。この糸球体の腫れたのが腎炎で、尿細管の故障したのがネフローゼ、糸球体と尿細管両方に故障の起こったのが妊娠腎、腎臓が萎縮してナスがひからびたようになったのが萎縮腎である。

　さて、これらの腎臓病の灸治法であるが、腎臓病の患

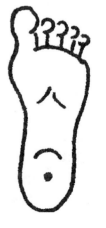

者は、かかとの灸穴、すなわち失眠穴に灸をすると熱感が無い。そこで熱くなるまで灸をすえる必要がある。この失眠穴に多壮の施灸は、ネフローゼに非常な効果がある。これは利尿作用を起こすのに強い効果があるからだ。

　腎炎の場合も失眠穴に多壮の施灸をする。そして腹部の水分（臍の上部）、陰交（臍の下部）、肓兪（臍の左右）、各臍を去る1寸の、臍の上下左右の4辺に灸すること7壮。

　臍の4辺の取穴であるが、これは鼻の下、人中の寸をとってこれを1寸として臍の中心から上下左右へ四華に取穴すればよい。

　次に背中の大椎、陶道、その1椎節下の3穴に10壮灸する。腎臓病には好結果が得られる。

　妙術秘訣には「鼻の下人中、唇の際より鼻までの寸をとり。これを臍の一端に当て上にのぼらせて、その端に穴を取って灸すること二十一壮、大椎より三椎に至るまでの凸所一穴ずつへ年壮を施せば、小便頻りに出て、二日やけば息軽く喘せず、三日やけば尿毒に変化あり」といっている。参考にされたい。

　腎経の太谿に灸3壮というのが伝えられているが、この太谿穴と失眠穴を組み合わせて取穴し施灸するとよいのである。太谿穴は内果の後ろ斜め下5分にある。

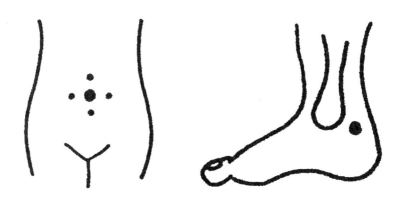

おわりに

　腎臓病というのは、なかなか重大な病気であるにもかかわらず、痛くも苦しくもないところから、病気をばかにして養生法を守らない場合が多い。これは治療困難や病気の進行を助長することになるから、治療上大いに注意せねばならない。

　養生法としては施灸と同時に安静療法を守らせることと、食事療法を最も大切とせねばならない。

　次に全身の保温である。腎臓が病気になると、腎臓の血流が悪くなる。全身を温かにすると皮膚の血管が拡がり、同時に腎臓の血管も拡がって血流がよくなる。血流がよくなれば病の治癒も促進される。そのほかに保温によって体温の損失が少なくなると新陳代謝が減って、それだけ腎臓から排泄が少なくなり腎臓の仕事が少なくなる。こういうことから腎臓の治療のための保温も軽視できないことである。

　以上をもって腎臓病治療の答えとする。

11. 更年期障害
更年期とは

　更年期というのは、卵巣の機能や妊娠能力の整っている成熟期から、卵巣の機能も、月経も、妊娠能力もなくなった老年期に移行する期間をいうのである。

　女性の生涯は、卵巣（及び脳下垂体前葉）が活動している時期と、活動していない時期、またそれが盛んに活動している時期と衰えた時期によって、次の5期に分ける。
（1）乳・幼・小児期
（2）青春期
（3）成熟期
（4）更年期
（5）老年期

　このように分けるが、しかし更年期はその始まりも終りもはっきりしているものではなく、極めて徐々に起こるものであって、1～3年にわたることがしばしばである。しかして更年期に入る年齢は、日本人では平均48歳となっている。しかし早い人は42～43歳、遅い人で54～55歳ごろに起こる。

　この時期になると、卵巣が次第に萎縮し、排卵機能も、黄体の形成も不規則、不完全となり、ついに停止してしまう。月経もまた不規則となり、量が増したり、いつまでも長く続いたり、あるいは不正な出血（更年期出血）が起こったりして閉止するに至る。

更年期の原因

　更年期は、まず卵巣の機能停止が起こるために生ずるものである。そこで卵巣およびその機能について述べる。卵巣は前後に扁平の長楕円形、鳩の卵大の臓器で長さ2.5センチ、重さ6～8グラム、子宮の後側方、卵巣の後下方にあり、前側は子宮広靱帯に付き、下端は固有卵巣靱帯によって子宮底と連絡す

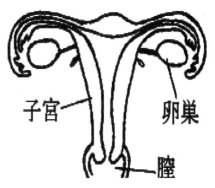

る。通常左の卵巣は右の卵巣よりもやや前の方にある。

　卵巣の内部は、皮質と髄質とに分かれている。髄質は中心部のやわらかい層で血管、リンパ管に富んでおり、皮質はそのまわりの層で、ここに卵子を入れた無数の卵胞がある。卵胞には未熟のものや成熟したものがある。

　つまり成熟期に達した女性の卵巣には多数の卵胞がある。この卵胞はおよそ1ヵ月に1個の割合で原始卵胞から急に発達して、小豆ぐらいの大ききの成熟卵胞（グラーフ氏）となる。そして成熟卵胞の中には卵胞液と成熟卵子が出てくる。これを排卵という。排出された卵子は卵管の中に吸いこまれ、このとき膣から子宮を通って精子がくると、直ちに受精して子宮の内膜上に着床して妊娠となる。また卵管の中に送りこまれた卵子は受胎しないと死滅してしまう。

　一方排卵した後の卵胞はいったん縮小するが、直ちに黄色い細胞が目ざましく増殖して黄体というものになり、それがますます大きくなって桜の実大となり、卵子が受胎しない場合は、約13〜17日後に

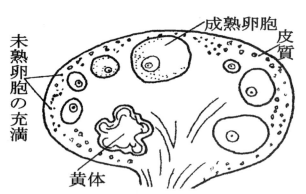

月経が始まり、月経が始まると黄体は萎縮してやがて消失する。
　この黄体が存在している間は、他の卵胞はすべて発育が止まっているが、黄体が萎縮し始めると他の卵胞は再び発育を始め、そのうちの1個だけが特別に増大してまたグラーフ氏卵胞となる。すなわち原始卵胞－発育卵胞－グラーフ氏卵胞－排卵－黄体形成－黄体成熟－退化－消失、ということを正しい順序と間隔をもってくりかえしているのである。そしてこの変化は左右の卵巣で交互に行われる。

更年期の症状

1. 全身症状

　今まで全身の機能を正しく支配していた卵巣の内分泌機能が変調し、衰

弱するために、これと互いに作用している他の内分泌臓器の機能が平衡を失うため（甲状腺の機能が低下したり、脳下垂体の機能が亢進したりする）起こるいわゆる更年期障害（卵巣脱落症状）、ちょうど手術して卵巣を摘出したり、強力なレントゲン線を照射して卵巣を破壊したときに起こる去勢症状に似るが、その程度は弱い。

a. 血管運動神経障害

顔面が一時的に、発作的にほてり、手足は冷え、のぼせたり、耳鳴り、一時的のめまい、発汗、動悸、高血圧を起こす。心臓が圧迫される感じ、肩のこり、腰痛、筋肉痛、関節痛を起こす。

b. 新陳代謝障害

全身、特に腹壁、臀部、上腿などに脂肪が著しく沈着して、しばしば脂肪過多症に陥る。

c. 精神神経障害

気分がむらになったり急に変わる。神経が過敏になる。感受性がするどくなる。憂鬱になる。物忘れをしやすくなる。頭痛、不眠、性欲の減退、手足のしびれ感、蟻走感、じんましんを起こす。

2. 局所症状

性器全体がだんだん萎縮してきて、徐々に老年期萎縮に移る。しかし分泌物が増して黄色い帯下をもらすことがしばしばある。

卵巣ではしばしばグラーフ氏卵胞までは発育して、それからあとは排卵されない。いわゆる遺残性卵胞が発生するために更年期出血の原因となる。骨盤内の靱帯などの骨盤支持組織も萎縮するから、腰痛、便秘、尿意頻数の症状も起こる。

漢方における更年期障害

漢方では、古くから婦人には「血の道症」という病があるとされている。「婦人故なくして憎悪、壮熱し、頭痛、めまい、心下支結（みぞおちのつかえ）、嘔吐、悪心、肢体だるく、あるいはガン痺（しびれ）、うつうつとして、人に対するをにくみ、あるいは欠伸（あくび）をする者、俗に血の道という。」ということが漢方の医書に書かれている。

これでみると、婦人血の道症というのは単に更年期障害をいうのではなく、

もっと範囲を広く女性に起こる神経症状一般をふくめていると解すべきである。

東北大の九島教授は「婦人にみられる更年期障害類似の自律神経症候群を血の道症という。」といって、古くからいわれている婦人血の道症を認めているが、それは心身症すなわち自律神経症候群として認めていられるのである。

近頃人工更年期といわれているものがある。それは子宮外妊娠のために、その側の卵管および卵巣の摘出、あるいは卵巣膿腫で子宮摘出したもの等を原因として、ホルモン失調が起こり、更年期類似症状を起こすものをいうのであって、これらは古い時代には、みんな血の道症といっていたものである。ゆえに漢方医学でいっている血の道症は、だいたいが更年期障害の症状をいっている。

更年期障害の灸治法

更年期障害の治療には、原因療法と局所療法と補助的療法の3つを選ぶ。

a. 原因療法

背部督脈経の身柱、神道、霊台、至陽、筋縮の全部か、またはいずれかの反応の現れている穴を取穴し、半米粒大の艾で7壮を灸する。下肢の三陰交、および血海を取穴して、やはり7壮を施灸する。曲骨に3壮を灸する。

b. 局所療法

　紐をもって右手の中指頭から掌後横紋に至る寸を取り、亀尾に当てて背を上りたる所に点をつけ、その点より同身寸1寸をもって左右に開くところに2穴をとり、3穴に灸すること5壮。

　更年期出血の場合は、三陰交、血海で出血が止まる。この場合三陰交と血海の灸治は局所療法となる。同時に三陰交の艾炷数は20壮以上の多壮灸とする。

　外陰部さくよう症（かゆみ）のときは営池4穴に7壮を灸する。

c. 補助的療法

　肩井、肓膏、天柱または風池へ7壮。頭痛には瘂門に5壮を灸す。

　下肢の中都（内果の上方7寸）、蠡溝（内果の上方5寸）は月経不調を整え、血の道の名灸穴とされている。これらも補助療法とするとよい。

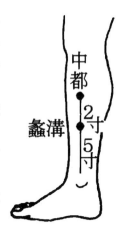

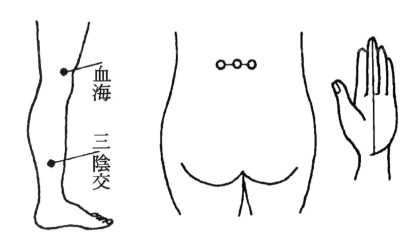

12. 腰痛
はじめに

　人類は進化のすえに直立歩行するようになったため、上半身の重みを全部腰椎で支えなければならなくなった。そのために腰痛は人類の宿命的のものとなり、それだけにたいていの人が腰痛を経験している。しかし、腰痛は医治困難なもので、治療においては灸治療は独壇場といっても過言ではない。

脊柱

　脊柱は24個の脊椎と、それらを連結する関節によって構成される。上方は頭蓋骨、下方は仙骨に接続している。脊柱の働きには、頭部と胴部と胴体の重みを支え、かつそれを仙骨骨盤を介して下肢に伝えるという静的な面と、屈伸、捻転、側屈などの動作によって、上体の自由な活動を助けるという動的な面がある。脊柱の最下部をしめ、腰椎ではこれら2つの面の役割がともに等しく重要である。

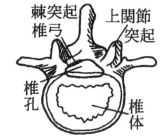

　腰椎は前方の椎体とよぶ円柱形の部分と、後方のアーチ状をなす椎弓および7つの突起の部分とからなる。椎体と椎弓とによってかこまれた孔は脊椎孔とよばれ、脊髄とその分枝を内におさめて保護している。

　上下の腰椎は3つの関節によって連絡する。すなわち前方の椎体は椎間板という特殊な構造によって結合され、後方の関節突起は1対の椎間関節を形成している。これら3つの関節の働きによって、上下の腰椎は互いに運動することができる。その1つの単位での動きはわずかなものだが、脊柱全体としてまとまってみると大きな動きとなる。

　上下の腰椎をつなぎあわせるものは関節だけではない。靭帯とよぶ強い繊維性組織が椎体や椎弓の間にいくつもはりわたされていて脊柱の安定性をたもっている。

椎間板

椎間板は上下の椎体の間にはさまれた円盤様の形をしている。ほぼ中部には、髄核とよばれるゼラチン状のやわらかい塊があって、これをとりかこむように線維軟骨性の層が、同心円状にかさなりあって、線維輪という周辺部を形成する。椎間板の前後の壁は、縦走靭帯によって補強され、天井と床は、上下の椎体の軟骨板によって境する。椎間板は生まれたときから死ぬまで、徐々にではあるが常に独特な変化を続ける。健康な人でも年をとるにつれて避けがたい変化がある。

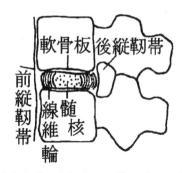

髄核

髄核は繊細なコラーゲン（一種のタンパク質）繊維のほかに、ムコ多糖類（主としてコンドロイチン硫酸）という物質を多く含んでいる。この物質は水と結合する力が非常に強い。生まれたときには、髄核は 88％の水分を含んでいるといわれているが、年齢が進むにつれ、この水分の割合は次第に減る。これはムコ多糖類の減少と関連している。ムコ多糖類が減っていくに反してコラーゲンはふえるから水分はますます少なくなる。そのため幼小児期にはネバネバしたゼラチン状の半流動体であるのが、青年期から壮年期へと進むうちにチーズのような半固体にかわり、老年期にはいるとバサバサしたオガクズのようになってしまう。

ヘルニア

ヘルニアということばは、内臓等が本来あるべき場所から、その壁に生じた孔を通って、外に脱出することを意味している。腸のヘルニアは、脱腸と俗語で称される。椎間板ヘルニアの場合は、髄核がそれをとりかこんでいる線維輪に生じた裂け目を通って外に脱出することを意味する。

椎間板ヘルニアは、4番目の椎間板（第4と第5腰椎の間）と5番目の椎間板（第5腰椎と仙骨の間）が多い。すなわち、最下位の2つの椎間板に

ヘルニアが発生する。というのは、この椎間板は腰椎のうちで、最も大きな動きをするところであり、脊柱と骨盤の連結部にあって、常に過重な負担にさらされているからここにヘルニアが起こりやすいのは当然である。

腰痛症

　腰の痛みがあって、レントゲン検査等で、椎間板ヘルニア、脊椎分離症、脊椎カリエスという症例の所見がない場合に、その痛みに対して便宜的に腰痛症とよぶことになっている。

A. 急性の腰痛
　外傷性の痛みが多い。重い物を持ち上げようとする、急に腰をひねったり立ちあがろうとして、突然に激しい痛みにおそわれる。昔から、ぎっくり腰、きっくらせんきとよばれている。ドイツではヘクセンシュス（魔女の一撃）と呼んで恐れられている。

原因
- イ．椎間板の損傷。
- ロ．椎間板周辺の靭帯が、急にひきのばされた場合。
- ハ．後方にある椎間関節が、急に無理な運動を強いられ、捻挫や亜脱臼をおこす。

B. 慢性の腰痛
　いつとはなしに始まり、なかなか治らない。1回の外傷ではなく、くりかえし加えられる刺激、あるいは長時間続く不自然な緊張のつみかさなりで腰痛が起こる。急性の腰痛が1種の捻挫であるならば、慢性は緊張症というべきである。

原因
- イ．姿勢。
- ロ．職業。
- ハ．生まれつき、形の異常（腰椎と仙骨が急な角度で結合している）。
- ニ．肥満や妊娠による体重の増加。

椎間板ヘルニア以外の腰痛

A. 老年性腰痛
 イ. 変形性脊椎症
 ロ. 老年性骨多孔症
B. スポーツマンを悩ますもの
 イ. 脊椎分離症
 ロ. 脊椎すべり症
C. 内臓の病気からくる腰痛
 イ. 胃腸の病気、胃かいよう、慢性虫垂炎等
 ロ. 尿路の病気
 ハ. 婦人科の病気

漢方医学の腰痛病理論

　岡本一抱の万病回春病因指南に「脈要精微論」に曰く、「腰は腎の府なりと、腎は十四椎に附着して、腰は腎気の府集する所なり。故に諸々の腰痛は腎に属す。かつ刺節真邪論にいわく、腰脊は大関節なりと。故に腎液不足して骨髄乾燥すれば、関節利すること能わずして腰痛をせしむ。これは世のもとより知る所の者なり。又肝は筋を主る。故に腰節は筋の大会なり。是をもって肝の血虚して筋脈を栄養すること能わずば、筋疲れて機関を利すること能わずして、又腰痛の患いを生ず。これ世の多くは稀に知る所なり。又腎は水蔵たりといえども水中を自ら火をもって蔵る。これを命門の陽、下焦の元気とす。この陽気虚するときは、水液凝って流れず、腰節これがために痛むことを致すものあり。」

腰痛の灸治法

一切の腰痛を治す法

　19椎の骨上1穴と左右へ開くこと各2寸、すなわち膀胱兪へ灸すること27壮。
　あるいは兼ねて灸を14椎の両傍へ相去る1寸5分、臍と平なる即ち腎の兪及び16椎の両

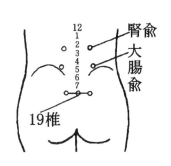

傍へ相去る1寸5分は奇効を得。その腎俞の穴は、もと本事方の試験に得たり。(名家灸選)

仮聚七穴

まず患人を正立せしめて、竹杖をもって臍中に直て縄子をもって之を紐し、之を脊骨に直てて、ここへ点ず。又同身寸1寸をもって上下左右へ点ず。又左右の点より開くこと1寸の2点、全て7穴となる。(名家灸選釈義正編46頁、47頁にこの取穴法の詳細が載っている。)

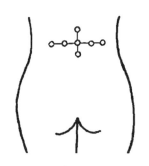

張仲文の神仙灸法

腰重く、痛み、転倒すべからず、起坐し難く、及び冷痺して脚の筋攣急し、伸展すべからざるを療す。曲秋両文の頭、左右の脚4処へ各3壮を灸す。毎灸1脚へ2火を斎しく艾を下す。柱方焼て肉に至りて初めて痛みを覚ゆ。便ち両人を用いて、両辺斎しく吹いて火滅するに至りて、午時に火を着けて、人定已来に至りて、自ら蔵府を行動すること一両辺、あるいは蔵府転動し、雷声のごとくして、その疾たちどころに癒ゆ。この法の神効そつに量るべからず。

この灸法は腰痛即治の妙法である。膝を曲げてその内外の横紋頭、これを曲秋両文の頭というのだが、左右両方の4ヵ所に取穴し、各3壮ずつ灸する。ところがこのすえ方が面白い。2人で右でも左でも両方の穴に艾をつけ、2人で同時に火を点じいっしょに燃焼させる。そうすると腹の中がゴロゴロ雷鳴のように鳴りだして、たちどころに治ってしまうというのである。

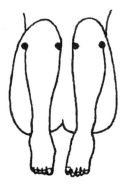

腰痛治方数々

(俗伝)腰眼に年壮。

(私方)崑崙・承山・膀胱俞。

(啓迪集)腎俞、腰俞に灸す。

(名家灸選)一杖をもって両足の間に立て、臍中に至って切り、背にまわし、脊中の点に仮点をつけ、口角間を量り之を中分し、中央点を仮点にあて、その両端尽るところに年壮す。

(灸法口訣指南)腎兪、崑崙、腰兪、八髎に灸す。

13. 痔疾の灸治法
はじめに

　日本人は生活様式の関係から、痔疾は非常に多い病気である。また痔の病気は非常に痛みを感じる。それが、さほどに重症ではなく、比較的軽症であっても、痛みがひどいものがほとんどといってもよい。しかも現代医療では大半が手術せねばならないことになっている。ところが、灸治法であると安全に非観血的に、鎮痛と治療促進の効果が期待できる。

痔の解剖的観察

　痔という病気は、どうしてなるかということから述べるのだが、その前に解剖と生理を述べる。

　消化器は口から始まって肛門に終る長い管状のものである。これを上部消化器と下部消化器とに区別する。口腔、食道、胃、十二指腸、小腸を上部、盲腸から大腸、肛門までを下部消化器という。下部消化器は、イ．盲腸、ロ．上行結腸、ハ．横行結腸、ニ．下行結腸、ホ．S字状結腸、ヘ．直腸および肛門の6部に区分する。痔は肛門に発生する病気である。

直腸および肛門

　直腸の長きは約20センチであって、これも上部、中間部、下部の3部に分ける。中間部は直腸の中で一番内腔が広く、多数のしわがあり、ここに糞便がたまるとしわがのびて、大きく広がるから、膨大部とも、びん状部、あるいはつぼ部とも呼ぶ。糞便はこの中間部と、上部のS字状結腸にたまる。下部は直腸肛門部という。ここの粘膜には多くの縦のしわがある。このしわは粘膜の下にある静脈叢に相当する直腸の内面は直腸柱と呼んでいる。柱が沢山に縦に並んでいて、柱と柱の間がくぼんでいる。このくぼみを直腸洞といっている。柱が屋根で洞が谷である。この屋根と谷のいくつかが、直腸肛門部の内面をとび出したり、ひっこんだりしてとりかこんでいる。

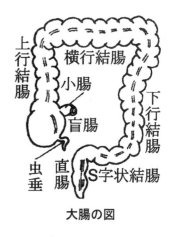

大腸の図

下部を肛門といって直腸の終末につづいており、キンチャクの口のようになっている。このキンチャクの口をしめたり、開いたりするための紐の役割をしているのが肛門括約筋である。肛門括約筋は2種類ある。1つは直腸に近い上の方を内括約筋という。内括約筋は不随意筋で、からだの自然な要求によって閉じたり開いたりして自分の意志では動かない。外括約筋は随意筋でできており、自分の意志で自由に開いたり閉じたりする。外・内括約筋は直腸柱の下方にあり、直腸柱が縦のしわを作っているのに対して、括約筋のある所では粘膜に横のしわを作り、高まりをもっている。これを痔輪といっている。直腸の上部には知覚神経が少ないが下部は非常に多い。したがって直腸下部は敏感である。

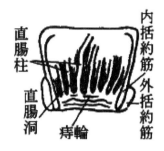

痔の病気の種類

痔には裂肛、痔核、脱肛、痔瘻等があるが、裂肛、痔核が一番多い。

A. 裂肛

裂肛は俗にきれじ、さけじといわれているが、痔の中で一番痛い。きれじは外傷によって起こる。外傷といっても身体の外から加わる外力の傷ではなく、自分の大便のかたまりが肛門粘膜をこすって傷をつける。

普通健康便は、わずかな力によって自由に形を変えることができる粘土のような硬さであり、大腸から出る粘液が粘土の硬さの便をつつんで、なめらかに排便できる。この大便であっても、その中の異物、つまり固形物がふくまれていて、この異物が排便のとき、つき傷、かき傷、きり傷をつける。

いま一つ直腸洞というくぼみに傷をつけると、その傷の治るまでに、便の中の細菌がこの傷に感染して炎症を起こす。これを直腸洞炎という。直腸洞炎が治るまでに、さらにまた外傷が加わると、炎症の部分が裂けて、さき傷が起こる。これが、ものすごい痛みを感じるところのきれ痔になる。きれ痔の痛みは排便のときに大変強くなり用便後1時間近くも続く。この痛みが用便ごとにやってきて、ついには立つことも座ることもできないほどになる。きれ痔の傷に大便の刺激が加わって第1の痛みが起こり、これが肛門括約

筋のけいれんとなり第 2 の痛みとなる。これが大変な苦痛となる。

B. 痔核

　痔核は俗にいぼ痔といわれている。できる場所によって、外痔核、中間痔核、内痔核に区別される。水平に走る 2 つの肛門括約筋の上に乗っているものが中間痔核、肛門にあるのが外痔核、中間痔核より内方の直腸末端にあるのを内痔核という。しかし最近は中間痔核は呼称しないで内痔核としている。

　痔核は静脈叢に起こる静脈瘤、または血栓によって生じるふくらみであって、粘膜下または皮下にできる球状である。痔核ができると、できた部分に痛みがあり、肛門に何かはさんだ感じが強い。大きくふくれ上がり、1 日中痛み、頭までが痛くなり仕事をする気力もなくなり、座ることもできないで、よじって座るようになる。

C. 脱肛

　痔核の脱出とともに、ゆるんだ腸粘膜が脱出してくる合併症をいい、排便のたびに脱肛が起こり、重いものを持って歩いても起こるのがある。

D. 痔瘻

　痔瘻は肛門周囲の瘻孔から絶えずジクジク膿を出す。俗にあな痔といわれる。

東洋医学の痔観

　岡本一抱著万病回春病因指南に「痔ハ峙ナリ卒カニ悪肉ヲ突起スルコトアレバ痔ト称ス。言フ心ハ小山ノ卒カニソバダチイヅルガゴトクナレバナリ。中略、痔瘡熱ニ生ス。気鬱、瘀血、酒毒、食毒、房労ノ火毒等ノ諸因アリテ不同トイエドモソノ本ハ皆熱タリ。ソノ痔肉ニシテ未ダ膿漏トナラサリ者ハ実タリ。既ニ潰破ハ膿血黄水淋瀝シテ漏穴ヲナス者ハ虚ニ属ス、マタ痔ハ五痔トス」というように 5 種に区分している。

痔の灸治法

イ. 五痔を治す奇穴

紐の類で4指1扶の寸法を取り、その紐を尾骨端に当てて上方へのぼり紐の尽きる所へ点をつける。次に病人の口の幅を計測して紐を切断する。その紐の中央を今取穴した所へ当てて左右へ2点を取穴する。10壮以上施灸する。

ロ. いぼ痔の突出するものを治す法

掌後横紋から中指頭までの寸法をはかって紐を切断する。その紐を尾骨端に当て上にのぼらせる。その尽きる所に仮点をしるす。同身寸1寸を求めて、その1寸ずつ左右へ開いたところの2穴を取穴する。次に仮点より上へ同身寸上ったところへ1穴を求めて取穴し、三角取穴を行い、3点へ15壮ずつ施灸する。

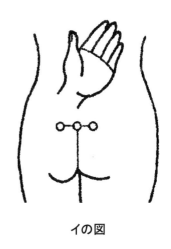

イの図

ハ. 五痔脱肛を治す名灸

紐の類を用いて肩尖から腕骨穴までの寸法を取り、それを尾骨から脊骨へと上らせて尽きる所へ点をつける。同身寸1寸を求めて左右へ1寸ずつ開いて2穴、全部3穴へ10壮を灸す。(原法古伝は、中央穴は仮点で施灸しないが、私方穴では中央穴を行いまたは中央穴1穴を用いる。さらに陶道を取穴して痔痛どめの灸とする。)

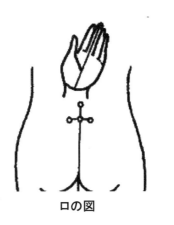

ロの図

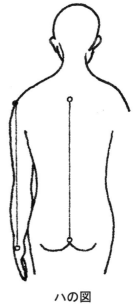

ハの図

付録　臨床研究会ノート（深谷伊三郎講義）

　本稿が掲載されていた臨床の友は、著者が生前主催していた初学のための臨床研究会の機関誌であった。この研究会は月に2回著者の講義を主として行われていた。臨床の友には、その当時の著者の講義を臨床研究会ノートとして掲載していた。記録は入江靖二、菊地央明両氏で簡潔に要領よく書かれている。本書に関連ある項目を主として御参考までに以下紹介するが、お役に立つことと思う。なお重複すると思われる病因、症状の項は割愛してある。

急性腎炎
　陶堂およびその下の無名穴（胸椎2と3の間）と身柱の3穴に灸7壮。熱があっても可。そのときは3壮でよい。人中の長さを臍の上下左右と4穴を取穴し施灸する（水分、陰交、肓兪）。食事を注意すること。

慢性腎炎
　失眠穴の多壮。熱かったら慢性腎炎ではない。（必ず治る。浮瞳、たんぱく尿や高血圧も下がる。）および臍の傍の4穴。

続発性萎縮腎
　失眠穴と臍の傍の4穴。および風市、懸鐘、曲池、手の三里、肩井、膏肓。

ネフローゼ
　失眠穴に100壮。めんどうくさがってはだめ。絶対安静。水および塩分を制限する。（気管に浮腫があればセキ、腸の浮腫は腹痛となる。）例：失眠穴の施灸後うまくいったが、腸のはりだけがひかないので柿をくわせたらひいた。柿は利尿作用がある。

腎盂炎
　命門、陽関、およびその2穴の各両傍の計6穴、各7壮。熱があるときは大椎をとる。

膀胱炎
　三陰交と絶骨（打抜き）多壮。および曲骨（2～3壮）。これで治らないことは絶対にない。

（以上47年4月2日の研究会より）

視力を増大する
　珠子3壮。肩井7壮。

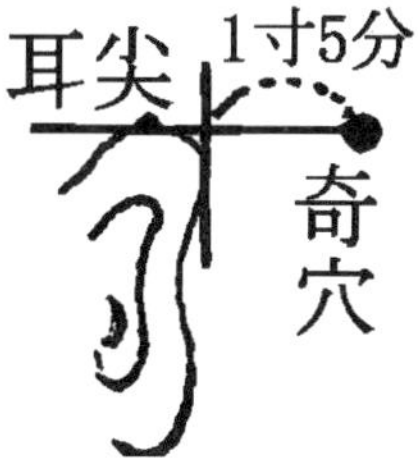

白内障
　右図の奇穴に7～10壮。また角孫・聴宮に各10壮。10日施灸して5日休む間隔で施灸をくりかえす。また角孫・五処を使ったときは天柱を用い、他に中渚・裏内庭を使う。

緑内障
　眼圧が亢進して痛む。肩こりをとると眼圧は下がり痛みはやわらぐが、それだけではだめ。臂臑穴を使う。臂臑は非常に効果的である。肩髃より1扶下にある。左、中、右とさがすこと。灸10壮。10日して5日休む方法で施灸する。古典には、知るかぎり臂臑の効用の記載なし。諸君の追試を希う。

流涙症の質問
　臂臑より聴宮の方がよいだろう。

（以上47年4月16日）

白内障・緑内障・中心性網膜炎
　7日灸して5日休みという間隔で行う方法。
　肺兪、厥陰兪、膈兪、膏肓、肝兪、腎兪に反応が現れる。東大の鹿野先生の診断による中心性網膜炎のタクシー運転手が、なかなか治らなかったが、彼の近所の老婆の灸で治った。穴は臂臑の1穴。
　緑内障は肩のこりをとること、および臂臑穴を取穴。臂臑については今後とも研究課題として使用していきたい。古人もやっていないことである。

外耳道炎

　耳・目・鼻の疾患の治療は一まわり（70 日）といわれた。抗生物質が出て早く治るようになった。穴は足にある。照海・然谷、耳痛の場合は 20 壮すえられるものだ。瘡瘍八処の灸（縄折法）はもっと効く。古典に、そう気背を走るといわれている。

　患者がきたら帰りにはニコニコして帰さればならない。そのうち治るではいけない。（苦痛をとる。ないし苦痛をやわらげる。）

中耳炎

　照海、然谷、陰白近くの親指の根元の横紋頭（奇穴）。原南陽の叢柱亭医事小言に「肩井、手の三里、肺俞、膏肓、絡のはりたるところ俞穴にかかわらず肩以下に灸す四十壮」とある。

　慢性中耳炎は急性から移行する。耳痛発熱はない。耳漏、難聴、耳鳴の症候がある。妙穴あり。曲池に多壮灸す。

（以上 47 年 2 月 20 日）

むちうち症

　本症の軽重は、追突による出血の有無、出血量の多寡による。安静をおこたって出血を大にしてはならない。（マッサージ、あんまなどで）治療を要するのは 7％で、残り 93％はある種のむちうちノイローゼだといわれている。

【症状】

　1. 頸から肩の痛み、2. 頸の運動制限、3. 手のしびれ、4. 後頭部の痛み、5. 目の痛み、かすみ、6. むかつき、吐き気、7. 頭重感、8. めまい、耳なり、9. 健忘症、10. 約 3 週間体温調節のみだれ、夕方 37 度の微熱、11. 比較的疲れやすい、神経症になる。

【灸治法】

　目が悪いから目の穴や、目まい耳なりがするからそのための取穴ではだめ、下の下の下策である。100％効果のある方法は、反応が現れるものを使うことである。

　肩中肩外・肩貞各 7 壮の他、督脈経（身柱・神道など）にとる。次に腰部、

三焦兪、腎兪、気海兪、大腸兪(3壮)など。個体別に足の取穴をする。

(以上47年3月5日)

婦人科疾患－更年期障害

　婦人科疾患の主要穴…三陰交(内くるぶしの上から取ること、1扶、4横指)、血海、肩井(手足の冷え、妊婦に鍼すべからず)、天宗(婦人科、卵巣にひびくところ)、帯脈。

　経穴は方角を示すものである。古人のいうのをうのみにしてはいけない。艾の大きさを大きくしたり小さくしたりして刺激を与える。

　更年期障害…反応点は督脈経に現れる。身柱、神道、霊台、至陽、筋縮(筋縮穴より下には現れない)。更年期出血は癌とまちがえられる。灸で止まるので判断できる(血海)。

(以上47年5月7日)

月経異常－経痛

　風市・三陰交で可、備用穴として肩井、膏肓を用いる。

　別の方法(名家灸選より)。

　腕関節の横紋の中心から中指先端までの寸をはかり、図のようにABとする。そして4横指をとりCDとする。尾先端にAをあて上らせて点Bをとる。尾先端にAと同じようにCをあて上にのぼり点Dをとる(脊柱上)。点BDから同身寸1寸を左右に開き点EFGHをとる。以上6穴。

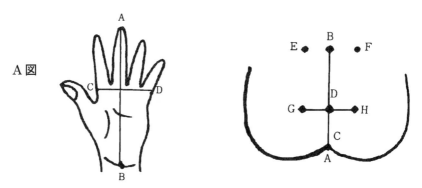

A図

◎この方法は婦人科疾患のみに有効であるだけではなく、腰痛、脱肛、痔

痛の諸疾患に特効的。
◎風市穴は婦人科疾患には必ず反応が現れている。

無月経
　風市、三陰交、血海。
　別の法（名家灸選より）。
　左右10指の爪甲の長さを和してその3分の2を取り、長強から脊柱をのぼらせて点をとる。またその紐を2つに折り中点を前記の脊柱にあて左右に開いて点をとる。
子宮筋腫や卵巣膿腫などで摘出手術した場合卵巣欠落症状を起こす。その場合は…
　曲骨（3壮）をA図（前頁）の方法と一緒に使用する。曲骨の施灸で熱感がズンと通らない場合は、大赫穴に2～3壮施灸して曲骨に熱感が通るようにする。

アレルギー疾患
　アレルギーで起こる病気…ぜんそく、しっしん、じんましんが代表的で、枯草熱、アレルギー性鼻炎、薬疹、偏頭痛、リウマチなど。以前は異常体質といった。現代医学ではアレルギーを治すことはできない。
　アレルギーのメカニズム…抗原（アレルゲン）が体内に入ると抗体（アレルギン）ができる。ふたたびその抗原が入った場合、体内に抗原抗体反応を起こす。これがアレルギー症状である。

アレルギー性鼻炎
　大椎、裏内庭（左右）多壮。劇的な効果がある。1回から1週間、裏内庭は30壮ぐらいするが、1壮で熱く感じるまで続ける。1壮で熱さが出た場合、永久に鼻炎とお別れである。

副鼻腔炎－（アレルギー性の）鼻たけ
　上星、大椎、裏内庭。
◎裏内庭はアレルギー疾患には前記の方法で全て使用する。

枯草熱（目が充血、くしゃみ、偏頭痛）
　上星、大椎、裏内庭。

ぜんそく…気管性、心臓性、ぜんそく性気管支炎（大気汚染による公害ぜんそくなど）
　膈兪穴の変動穴をさがすこと。および裏内庭。右図膈兪のまわりの点線の部分－ぜんそく術野（龍野博士）。図中の変動穴はその例。

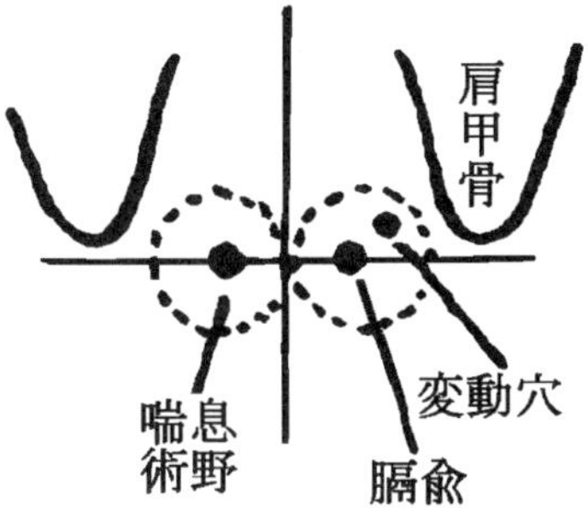

胃腸アレルギー
　裏内庭、胃の六つ灸はなくても可。

化粧品かぶれ
　肩髃7壮。裏内庭および中条流。

リウマチ
　肺兪、心兪、厥陰兪、裏内庭。擬音には肺兪を用いる。

弾発指
　膈兪。
　アレルギーの人は自律神経失調の人が多い。背部の督脈経、身柱－筋縮までの圧痛をさがして施灸を併用すること。

　　　　　　　　　　　（以上47年6月4日、18日）

鎮痛
　痛みには自発痛と他発痛（圧痛）がある。圧痛には圧痛点がある。病症の反応点であり治療点である。

偏頭痛
　脳血管の緊張異常からくるらしい。「合類針法奇貸」に、列缺・大淵をあげ、左を患えば右、右患は左に施術とある。風池・率谷など。

熱感がしみ通らなければ効かない。

常習性頭痛

百会、上星、顖会(啓迪集、灸法口訣指南)、百会は人によってきかないときがある。そのときは瘂門を使う。

咽頭痛と喉頭痛

のどのまわりで治せるものではない。手先か足先をねらえ。手は外関を使う。内関と併用。

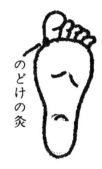
のどけの灸

胸痛・ヘルペス(帯状包疹)

まず局所療法をなす。包疹そのものの上に1つずつ施灸する。その後、止めの灸をする。肺兪両側3壮。

雑司ヶ谷で治療所をしていたとき、近所に沢田健先生の治療所があって、私のところにそこの患者達が来たことによって、色々な沢田流の取穴を知った。沢田流の神門穴とか、麦粒腫の二間穴とか。虫垂炎の治療穴としての気海もそのとき覚えて施灸した。

虫垂炎

気海は成書には臍下1寸5分とある。臍下2横指の点とみればよい。多壮。および中脘と天枢左右に圧痛あり、各10壮。壊疽性にはかたまりがない。(炎症性であるかぎり卵大の硬結あり。マックバーネ氏圧痛点)手をつけないこと。鍼灸師で失敗した例がある。(脳溢血の場合も同じで、章門がぐにゃりとした場合手を出さないこと)止めの灸をして再発をふせぐ。肝兪、または肝兪らしき所右側のみ。気海は腹痛に対して鎮痛作用がある。

胃かいよう

胃の六つ灸が最もよい。圧痛の中心に取穴すること。圧痛が変形でもビッコのままに施灸する。食養生を無視してはだめ。足の梁丘左右にとる7壮。本に書いてある穴では鎮痛作用はない。胆嚢炎、胃けいれんに効く。梁丘

は下痢止めの灸である。便秘を起こさないよう注意する。
　梁丘は小腹の冷えも治す。梁丘の鎮痛効果を売薬的効果と思ってはいけない。下腹部をあたたかくし消化器の能力をたかめる。

乳腺炎
　乳根だ、何だと乳首のまわりは痛くてさわれるものではない。膏肓から内側へ1寸。またそこから下へ1寸の所に取穴し20壮。左に患あれば右に、右に患あれば左に灸す。

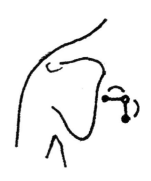

下痢
　梁丘7壮。
　ととのえるために天枢・中脘に各10壮。泉生足各5壮。また泉生足は、胃の痛み、胃酸過多に効。

　　　　　　　　　　　（以上47年7月2日、16日）

腰痛
　神仙灸法（本書128頁参照）、火をつけて吹けという瀉の方法。灸熱緩和器は使用しない。3壮を限度とする。

夏ばて
　夏やせ…身柱、至陽、足三里。
　食欲不振…膈兪、至陽と3穴ならべ施灸7壮、不眠症にも可。失眠穴なら3壮。
　下痢…膏兪、水分、陰交に7壮、腹が暖まってくる。下痢が止まったら陰交、水分は決して使わない。
　足がだるい…足三里と解谿。
　以上の夏ばての症状がみな現れたら、足三里、解谿、膏兪、膈兪。
　便がくさい…腹中で腐敗している。膏兪・天枢に各3壮、毎日続けること。

冷房病
　足の親指のつけねの横紋頭にすえること。この穴は上気道を守る。上気

道を守れば風邪をひかない。大椎に施灸多壮。熱があっても可。大椎は下熱の効果があるから効かないときは背中をさがせ。厥陰兪、心兪など。反応が出てないときは出す方法を考える。四肢末端の穴を使う。三陰交、漏谷、地機など。

（以上47年8月6日）

Ⅲ　家伝灸物語

家伝灸物語について

　家伝灸物語は、深谷伊三郎氏が生前に主宰していた臨床研究会の機関誌「臨床の友」47年4月から8月号にかけて連載されたものと、「灸療学草稿」並びに「名灸の取穴要領」という氏のノートをもとに編集したものである。

　木下先生が著者を評して、各地家伝名灸を研究した第一人者といわれたが、著者のこの方面についての蘊蓄は、他の著書や生前の各地での講義でよく知られていることである。

　現在、家伝灸は衰退の一方とのことであるが、これを記録しておくことも少しは意義もあることであろうし、さらに著者が足で歩いて集めた記録というものは、一つの業蹟であろうと考える。

　何分にも古い記録ばかりなので、現在すでに実在していない家伝灸の話が、現在形で書かれていたりする部分もあり、また調査不充分と思われるものもあるかもしれないが、了承していただきたい。

　付録として、打膿灸愛好家の西本繁氏の家伝灸紹介を数編掲載した。西本氏は昭和3年大阪生まれ。小学生のころから伯父さんの背中の膏薬のはりかえをして、お灸に興味を持ち、19歳で初めて灸をすえたということで、以来家伝灸に興味を持ち、各地をめぐり、灸をすえるとともに趣味のスケッチをしてくるということである。

編集者

まえがき

　名灸、家伝灸といわれているものの中には、随分いかがわしいものもあれば、おたがいに実際臨床上利用する価値のあるものもあります。また何故それらが、門前市をなすような繁昌ぶりを示したのでしょうか。群衆心理による人気の獲得か、効くから集まるのか。

　家伝灸などと、いかめしくかまえ、一子相伝の秘技といっていましても、その方法をみますと、千金方だの類経図翼、名家灸選などの灸穴を利用しているのがずいぶんありまして、検討してみますとそんなに摩訶不思議なものも奇想天外なものもないのであります。よく先代とか先祖が夢枕で神仏のお告げを受けたという伝えもありますが、これは値打ちをつけるためにそういっているのだと思います。実際夢でみたところへ灸などをすえられたら、たまったものではありません。

　家伝灸のなかには、民間療法などと併用したものもあります。たとえば何かの草の葉を患部に巻くといった方法と、お灸を併用するといったものです。例の指の庄兵衛七五三の灸というのがその例で、灸の方はまじない程度であって、ひょうそではれた指に、つわぶきの葉を巻くという方法を併用しているのですが、これはつわぶきの葉がよくきくのです。つわぶきの葉は火にあぶってもんではると熱をよくとって治ります。民間療法にはどじょうもあれば、杉の葉もありますがみなよくきくのです。杉の葉は若芽をたくさんとり煮だして冷やし、その汁の中へ指を入れると治るのです。これらを利用して灸をすえれば指の庄兵衛と同じものができあがりますが、あまり感心したものではありません。千葉県の佐原にも、ものもらいの灸といって、おおばこの葉を火であぶってものもらいの上にはりつけて、手の二間に 7 壮の小灸をすえるのがありますが、これは二間の灸をすえてもよくきくし、おおばこの葉だけでもきくのです。世間にはこんな方法でお灸をやって名灸といわれているのがよく見当たるのです。

　そういうわけで庄兵衛の灸、鳩ヶ谷の灸、峰の灸、など追試の価値はないでしょうが、ただこうやっているということを参考にしていただき、こういうものが名灸、家伝灸として俗受けがして門前市をなしたわけを考えていただければ、繁昌法の秘訣がわかるかもしれません。

（名灸の取穴要領　序言より）

淡島の灸の森巌寺（東京・世田谷）

古い門標に粟嶋の灸とあるが、灸という字はかすれて見えない。
門の右手に新しく淡島の灸、左手に淡島幼稚園の看板が立っている。
まわりは静かな住宅地である。

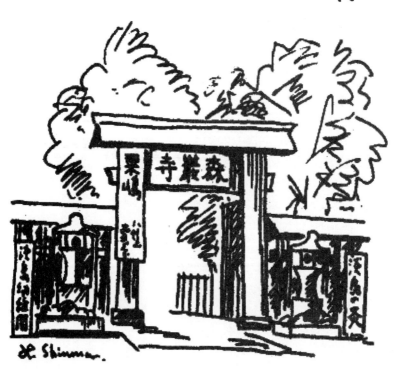

家伝灸の功罪

　もともとが家伝灸というものは、経験灸法の最たるものであります。ある1個人が自分の疾病に対して灸法の施術を受けて治癒した経験から、これを自分の受けた方法をもって、他の人へも施して同じ効果を及ぼさんとするところから発生し、これを子孫に伝えて同一方法をもって同一疾患を治療しようとするものだということができるのです。

　たとえば前に述べた草加の灸は、祖先が行者であって、あるとき中風になりその折信仰していた尊神から堀田某に法療を乞えとの神示を得、その堀田某に施術を受けて中風が全快したことから、自分の灸のあとをもとにして近隣の人にその灸を施して人助けを念願としたのが始まりで、子孫に伝承したのであるというのであります。

　話が一寸それますが、土地の名や人の名をつけたもの、草加の灸、四つ木の灸、淡島の灸、というようなものが家伝灸の特徴ですが、これは人の口に伝わりやすくするためでしょう。なかには次の様な例もあります。東京の

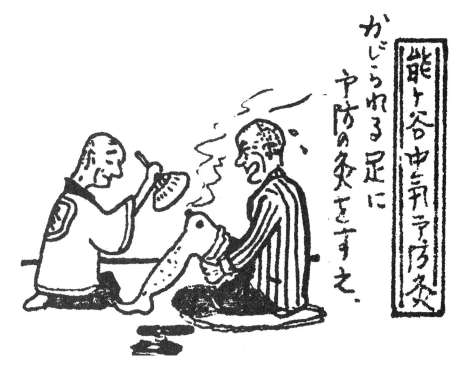

足立区千住に千葉の灸という中気治療の家伝灸があります。この千葉というのは、彼の剣客千葉周作の子孫であるというのです。剣客と灸とは何の関係もないことですが、有名人の名を冠するところに世人の注目を受けようという意図があるわけです。
　さて家伝灸の功罪ですが、家伝灸の特徴である１つの型にとらわれた施灸方法にあるといえましょう。いわゆる馬鹿の一つおぼえにすぎない方法を用いて甲乙丙丁のだれにでも同じことを施すのです。その中であたったのがものすごく効く。あたったのがきくということ自体が、その灸法の効果のあることを証明しているといってよいでしょう。
　ある人は中気で不随の足をひきずって家伝灸の門をくぐり、汗を流して熱い灸をこらえてすえてもらったら、帰りにはシャンとした足どりで歩行ができたが、ある人は熱いおもいをしただけで何の効きめもなかったというのです。そして治らなかった人は、あのように多数に集まるところでは、灸が効くのではなくて、その中で偶然に治るのがあるのだと、くやしまぎれの酷評をするものです。
　けれどもそれは皮相の観察であって、決して偶然ひとりでに治ったのではなく、当たった人が効いているのです。それでは当たらなかったということは、どういうわけかというと、甲乙丙丁一律に行うから前者は本人にピタリと適した治法となり、後者は本人に適しなかったのであって、これは灸法自体の罪ではないのです。だから本人に適したところの、一律でない方法を選んで施したならば、ちゃんと効果が現れてくるはずであります。本人に適した施法ができない、やらないというところが家伝灸の罪であり、限界であるといえましょう。また、なかには何の科学的根拠もない迷信的な家伝灸もあります。このようなものは害あって益のないものですから、その存在を許すべきではないのであります。

中風石井の灸

　日光へ行く途中に今市という所がある。今から四十数年前のことになるが、そこに「石井の灸」という中風専門の家伝灸が行われていた。

　私が知ったときは石井理髪舗というのがあり、そこの理髪師石井某の父親が、その家伝灸を求めに応じて施術していた。

　鍼灸術営業取締規則というのが、内務省令第11号で発令されたのが明治44年8月14日で、明治45年1月1日から施行されたのであった。それまで鍼治灸治を業とするものは、明治8年に医制が制定され、医制第53条に「鍼治灸治ヲ業トスル者ハ、内外科医ノ差図ヲ受クルニアラザレバ施術スベカラズ、若シ私カニ其術ヲ行ヒ或ハ方薬ヲ与フル者ハ其業ヲ禁ジ科ノ軽重ニ応ジテ相当ノ処分アルベシ」と規定されてあって内外科医の指図を受けることになっていた。

　それが明治45年1月から施行された取締規則の発令によって、内務大臣から営業として免許されることになった。したがって明治45年1月以後において鍼灸術を業として施術するものは、内務省令に基づく免許検定試験に合格せねばならなかったが、明治45年1月以前にすでに業として行っていたものは既得権が認められて、内務省令の検定試験を受けなくとも、そのまま営業することができたのである。

　石井の灸という家伝灸も多分にもれず、既得権営業者として、中風の灸のみを施術することか許可されていた。ところが、そのせがれである理髪師が、中風の灸を親父に代わって施術するには内務省令による検定試験を受けなければならなかった。しかも中風の灸のみの免許というのではなく、鍼灸術全般の知識を学んで全般の資格を得るのでなければならない。

　そんなわけで中風専門石井の灸は、そこのオヤジ一代でこの一子相伝家伝は終止符をうたねばならなかった。しかし家伝灸などというと妙なもので、俗間に人気があって近郷近在のものは、中風にかかると医療よりも石井の灸を求めるものが多く、またそれが予防にもなるのというのと、皮肉なもので医療よりもよく効くということで繁昌していた。そうなると、せがれは理髪師よりも灸師になりたいと希望するようになって、その受験資格の獲得と受験の近道である便法を切に求めていたのであった。そんなことから私との接触があって、私が当時の裏街道の面倒をみてやって資格を取らしてやっ

た。そのときの交換条件で門外不出の一子相伝家伝中風の灸を私の手に伝えさせたのであった。

そのいわゆる名灸穴を公開する。

まず第1に両足の裏正中に1穴、軀体の方は風池または天柱、肩井、膏肓、天宗、風市、足三里、懸鐘、手三里、曲池、各7壮。

これが正体である。

なんだ、こんなものかと思われるかも知れないが、中風患者すなわち脳溢血後遺症患者に、この灸穴を施術することをまず試みられるとよい。決して馬鹿にならない効果がある。もちろん予防法としても価値がある。しかも類経図翼や明堂灸経、その他古書にある中風七穴の灸よりも（百会、曲鬢、肩井、曲池、風市、足の三里、絶骨）取穴が容易であり、比較的熱くない部位と、すえてから爽快感を生じる部位が選んであって優れていると思う。ただ、私の経験からいうと、足の裏、正中という湧泉穴だけは1週間すえて後は中止してしまうことにした。というのはすえはじめの1週間は、さほど熱くないが、それをすぎると熱さが増してきて耐えられなくなるからである。鍼灸説約にも、湧泉は「急症に非ずんば灸するなかれ」と注意があるくらいで、ながくすえる場所ではないと思う。しかし、湧泉は古伝秘法や懐中妙薬集という書にも「中風は足下中央足心に灸三壮してよし」とあって、中風患者の足の裏へ芥子泥を貼って脳の血を足へ誘導する手当法があるが、それと同じ効果が期待できるわけである。

家伝として特別な取穴手段があるが、そんなことよりも、経穴知識を持つものはこの穴名によって正確に取穴すればよい。

石井の灸を受けついだ理髪師は、灸術営業資格を獲得後いくばくもなく病を得て他界してしまって今は途絶えたままである。

みんなで、この灸を施術して中風治療に役立てたならば彼も冥することと思う。

能が谷中風予防の家伝灸

脳溢血の発作を起こして、釘のような太い血管が破裂すると、まことに簡単に一巻の終りとなるが、もう少し細い木綿針ぐらいの太さの血管が破裂したときは、一命だけはとりとめる。そのかわりに片麻痺症候群としての後遺

症となる。いわゆる中風となるのだが、そのみじめな姿を見るとき、だれもがこの病気にかかりたくないと願うものだ。そういう希求の心が中風予防の方法へと現れてくる。中風予防の家伝灸というのが諸々に存在するのも、中風にはかかりたくないという、一般の人々にその心があるからだ。

小田急電鉄（東京新宿より小田原まで走っている）に鶴川という駅があるが、この鶴川に、能が谷の旧家に伝わる中風予防の灸というのがある。

灸の方法は、外膝眼に打膿灸をすえる。膝眼というのは奇穴であって、膝頭のくぼんだところにある。ちょうど膝頭の所で、左右2穴が眼のようになっているところから命名されたものだ。腰に腰眼という穴がある。これも奇穴だが、腰のところにペコンと2つくぼみがでるのは膝眼と対称的なものだ。

能が谷の灸は、その膝眼穴の外側に打膿灸をすえる。打膿灸というのは、どこへすえても膿が止まって、肉芽のできてくるまでに1ヵ月か1ヵ月半はかかる。その間毎日1回相撲膏という吸い出し膏薬を貼ったり、貼りかえたりする。最初は毎日膿がさかんに出る。そのうちに肉があがってきて、膿が出なくなって斑痕を残して治ってくる。その期間は40日ぐらいかかるのが普通だ。

灸をすえる日は、戦前は旧暦の6月1日に限られていたが、その後は新暦の6月1日にも行うようになっていた。年に1回のその日には、日本全国から中風になりたくない人々が泊りがけで押しかけてきたので、小田急が臨時電車を出したものである。灸をすえると10日間は、かたく禁酒を誓わせられるところから、前の晩に泊って5月31日午後11時50分頃まで酒を飲んで、飲みだめをしておこうという不心得者もあって、鶴川はお祭よりも大騒ぎであった。6月1日午前1時から暁の小田急1番電車までに千人すえる。1年の生活費を1日で儲けたということである。外膝眼に大灸を1つ、火をつけてそばで団扇であおぐ、その熱いこと今でも忘れられぬ、とある年寄りが話してくれた。

1年ごとに交互に1点すえるのだが、こんなことが中風予防になると思ったら大間違いである。旧6月1日を選んだことは、易学的のことらしく、まじないの1種にほかならない。

山形市にも、青麻権現という神社に、むけびの灸というのがあるが、旧6月1日の午前0時から日輪の昇るまでにすえないと効かないといって、艾と

線香を神前に供えてから、能が谷の灸と同じく、外膝眼に中気予防の打膿灸をすえるのである。これも大変繁昌したそうで、当日千五、六百人すえていたということを聞いている。おまじないに打膿灸をすえるなんていうことは、とんでもない悪風習であるといわねばならない。

　年に1回だけの施灸で中風を予防しようというのも、あまりにも虫のいい考えだ。薛立斎という明時代の名医が、中風を予防するには気血を養い、飲食を節し七情を戒め、色欲を遠ざけよ、といっている。気血を養い、というのは経路を調整して気血の運行をはかることで、酒を慎み肉食を廃し、七情というのは、喜・怒・憂・思・悲・驚・恐の七つの精神感動を起こさないようにすることと、情欲をほしいままにしてはいけない。これだけの摂生をして予防の灸をすえてこそ、中風にかからないことになる。いくら打膿灸をすえて熱い思いをしたからといっても、年に1回だけの灸でこれで足れりとするのは、あまりにも甘い考えである。

　膝眼穴というのは、小灸でも中風予防の灸となることは、実際に施灸してみるとわかる。ただし両膝眼を用いる。すなわち両足に施灸すべきである。

草加中風予防の灸

　関東には能が谷の灸とならんで、もう1つ草加の灸という中風予防の灸がある。この2つはとにかく有名なものだ。

　草加といえば草加せんべいで有名な埼玉県は北足立郡にある。この灸の祖は。神道御嶽教の行者であった。配偶者が中風にかかって困っていたところ、ある夜のこと日頃信心をしていた御嶽大明神が夢の中で「堀田さまへ行け」とのお告げがあった。それは当時漢方医として名医であった千葉の堀田某のことで、その漢方医は「中風は薬では扶持するに足る。全快は灸治にあらずんば得られず」といって灸をすえてくれた。その穴は、肩髃左右2穴、腕の曲池、三里、陽池、足の風市、三里、解谿に各5壮ずつ灸するのであった。この名灸穴のおかげで配偶者の中風は全快した。さすが宗教行者であるだけに、この教わり助けられた灸で、他人の病苦を救わんものと発心したのが、この家伝灸の始まりである。そして、この家伝灸が今も伝わり、今日では中風治療よりも予防灸として愛好されるようになった。（自宅で1週間続ける）

戦前の話だが、この灸を行っていた既得権灸師の主人公であった老婆は、一子相伝のこの家伝灸の経穴名も、灸効の理論もわからないが、なにしろ沢山の人に灸を施しているうちに、経験的に感得したものがあって、効く効かぬもなんとなしにカンでわかるといっていたものであった。なお中風の出る身体、ならない身体を見分けるのを得意とするともいっていた。これも秘伝で他人には、このようにと明らかにしなかったが、背頸下の中央に点をつけ、左右に両手を開いて、その長さをひもではかって、両手の長さが左右とも平均した長さであれば中風はでないが、もし一方の手が短いと中気がでる、というようなことをいっていた。しかしテニスをやるものとか、粘土こねをする左官屋などの腕の長さは、職業的に一方が長くなっているから、これはたいして当てにならない。だからそれだけでなく、彼らの長年の経験によるカンによって知るものがあったのだろうと思う。

粟島の灸（淡島）

　江戸時代という昔のことになるが、当時「江戸わずらい」というきわめて得体の知れない病気があった。その頃、田舎から働きに出てきた人、参勤交代で江戸へ出てきた武士など、とにかく田舎から出てきた人がしばらく江戸にいると、なにやらわけのわからない病気にかかった。
　当時の漢方医も、くわいの取っ手みたいな頭をふりながら、何々湯の証とばかりに煎じ薬を服用させても一向にラチがあかない。
　そこでやむを得ず田舎へ帰ってゆっくり養生する。田舎へ帰るとウソのようによくなる。そこでまた江戸へ出てくる。するとまた身体がおかしくなる。こんなことのくりかえしがされていた。
　当時の、くわいの取っ手には原因がわからない。とにかく江戸へ行くと罹患する病気だからというので、だれからいうとなしに、「江戸わずらい」と呼ぶようになった。「江戸わずらい」は庶民だけがかかるのではなく、上層階級の人々もかなりやられたらしい。今、記憶していないが、何代目かの公方様、すなわち徳川将軍がこの病気にかかった。くわいの取っ手の御典医殿が、いろいろと知恵をしぼって何々湯というのを煎じて奉ったが一向に快方にむかわない。将軍さまでは、まさか田舎へ行って養生することも出来ない。そのまま病気がつのってついに御他界遊ばされた。そして奥方さまも同じ

病気で後を追ったという悲劇もあった。

それでは一体「江戸わずらい」の正体はなんであったかというと、これは脚気という病気だったのだ。江戸時代の中期から、食生活は、江戸・大阪・京都などの都で白米食が中心になりはじめたのである。いうまでもなく白米食はビタミン B1 の欠乏が起こり、それで脚気という病気にかかる。

農村では玄米食や、2 分づき米食、あるいは麦めしという食習慣のものが、江戸へ出てきて白米食をやるから「江戸わずらい」になる。帰村して麦めし食になるとケロリと治るのは、田舎へ帰るとビタミン B1 が補われるからだ、ということになる。

今でこそ、食生活の改善指導が行われ、ビタミン摂取が常識化されて脚気病は姿を消したが、明治大正時代にはなかなかはばをきかした病気であった。したがって、その当時は脚気の家伝灸が行われて、それが繁昌していたものだ。

その代表的なものが世田谷区にある淡島の灸である（粟島の灸）。戦前、脚気は淡島の霊灸で治せと人々の口にいい伝えられて、3 と 8 の日と定められたお灸の日には、浮腫でふくらんだ足の品評会のように集まったものだ。

そもそも淡島の灸なるものは、その昔、淡島大明神が住職の夢枕に立って「男は左、女は右の足に灸をすえ江戸わずらいを治し、諸人を救うべし」と告げられたという。ふくらはぎの地機（内果の上方 8 寸、膝下 5 寸、三陰交の上 5 寸の陥中、足を伸ばしてとる）に灸を点じるというのが、家伝淡島大明神の灸の正体なのだ。

寺内にかやぶき屋根の灸堂があって、住職の前へ足を出すと「ノーモーア、ギアンアバーヤー、オンアリキア、マリンボソワカ」と虚空蔵菩薩真言をとなえながら手で按じ、スミをつけずにいきなり母指頭大の艾をふわりとのせて火を点じる。艾は大きな樽の中に入れ、長い竹の棒でガラガラとかきまわしてやわらかくする。この打膿灸は、青木の葉を膏薬がわりにはるので、お灸の日には青木の市がたったものである。地機穴は、古典に足のしびれや痛みを治すとなっている。

（編集者註）私の家は世田谷にある。近くの渋滞で名高い環 7 道路をわたり約 15 分、桜堤で知られた北沢川（今は暗渠となりコンクリートの遊歩道

となっているが風情がない)にそって歩くと、いかにも世田谷らしい静かな住宅街の奥に森巌寺という寺がある。すぐそばに八幡様があり、木々がしげって都会であることを忘れる。大体世田谷はそういう場所が多かったのだが（要するに東京のはずれでいなかだった）十数年ほど前に環7が開通、そして最近環8が通って主要幹線が区を3つに分断して、世田谷ぜんそくなどという公害を産みだすようになったので、今や世田谷は昔の面影もない。この森巌寺かいわいとか、有名な豪徳寺辺にわずかに昔のふんいきを残している。森巌寺の正門に古びた看板がかかり粟島の灸とある。そばに新しく淡島の灸と書かれている。寺は幼稚園も経営していて、午後になるとにぎやかな子供の声と、迎えの母親達でにぎわう。かつて有名だった名灸の寺も、いまは近所の人も知らず幼稚園のお寺といった方が通りがよいのである。

こみとの灸

もう1つ巣鴨堀割にあった「こみとの灸」という家伝脚気の灸があった。これは手の腕骨に小灸7壮、両側にすえる。こみとの灸というのは、こみと、という巣鴨で質屋を営んでいる家に伝わった家伝灸で、この質屋さんは戦争中、福島県二本松へ疎開したと聞いているが、堀割の家は、戦火で焼失してしまったからその後の消息は知らない。

こみとの灸は、折法の取穴法であった。その方法は中指先端から、付け根までの寸法をはかって、それを半折し、次に小指の付け根から掌外側をその寸法だけ下へさげて尽きるところを点とする、というのが取穴法である。これは小腸経の腕骨穴に該当するが、ここへ灸をして脚気が治るというのは、ちょっとおもしろいと思う。医学入門には「頭痛、脇腋痛、臂の痛み、発熱して汗の出ないのを主とす」といっているが、脚のしびれを治すとはいっていない。しかし、こみとの灸で、脚がしびれ、膝関節がガクガクするのが治ったという体験者いく人にも遭遇している。

とにかく脚気症に対して灸治法は功を奏することは事実である。とするとビタミンB1原因説はどうなる。あえてビタミンB1を摂取せずとも、施灸によって奇功を奏するのはどういうわけか、ちょっと疑問が生じるかも知れない。

故板倉博士（東大講師・東方医学研究所所長、板倉武）いわく、「脚気は

ビタミンB1破壊酵素が体内に発生する。灸はこの酵素の発育活動を完全に抑制してしまうから脚気治療に効果がある」と。江戸わずらいの治療に薬は効かないが、灸の効くわけが板倉説でわかると思う。

腕骨こみとの灸は、脚気のみでなく歯痛どめ、熱処理に効果があり、淡島の灸、地機は打膿灸でなくとも、小灸で精力増進にも役立つということと、どちらも脚のしびれ、いたみに利用できる。

井草の眼の灸

国電高田馬場駅で西武線に乗りかえて上石神井に向かうと、途中に下井草という駅がある。その駅のホームで、両方の眉毛の上に真っ黒くお灸の痕をつけている人をよく見受けたものだ。これは眼病一切に効くという家伝井草の眼の灸をすえてもらった帰りの人達なのだ。家伝井草の灸は、この下井草の駅のそばにある田中という旧家に伝わっている家伝灸である。下井草から石神井一帯には田中という農家が何軒もある。大根畑、たくあん漬などを業としていたものが多く(下井草は杉並区のはずれで1キロもいかないうちに練馬区となる。このあたりは、かつて練馬大根の産地として有名であった。現在は住宅がびっしり建ってしまい大根畑などないが、東京では今でも娘の足の太いのをからかうのに、練馬大根のようだ、といっている)、この家伝灸の主も田中族の一員で、私が知ったときのその人の名は田中虎吉といったように記憶している。もちろん戦前の話で、灸術料金は井草の灸が40銭であり、浅草富士の灸が20銭、富士の灸の倍だといわれたが、今日の感覚ではケタが違いすぎてちょっとピンとこない話である。

取穴法はどうやったかというと、陽白の下、眉下の中央直上、患者の中指第2節の外角を屈して1寸として上眼瞼から上にとる。そうすると、ちょうど眉毛中央の直上になり、陽白の下部となるわけだ。次に曲池、手三里、足三里と背中へ四華の穴を取る。四華の穴は、ひもを首からかけて両端をそろえ鳩尾までの寸法を求め、それをのどにかかるように後ろにまわして、その両端の合するところへ仮点を印す。つまり鳩尾返しの点を求めてそれを仮点とする。それから口合の寸を取る。口合の寸というのは右の口角から左の口角までの寸法をとることをいうのである。口合の寸を求めたならば、それを2つに折って中心を仮点に当て、その両端へ墨してこれを灸穴とす

る。その次は、仮点を中心として上下へ口合の寸を取る。そうすると左右2点、上下2点、これを四華の奇穴というのである。

　これが家伝井草眼の灸であって、昭和12年頃訪ねた時は二、三百名以上に施灸していた盛況ぶりであった。施灸日は毎月旧暦の23・24日だけであったが、何故かというと曰く「拙家灸法の儀は、二十三夜大勢至菩薩を信仰してやく灸なり。ゆえに旧暦の二十三、四日二夜を大精進にて慎むべし」とあって、一度施灸したら2ヵ月間、旧暦23・24日太陽のあるうちに右の灸を必ずすえて「よし誤って背くことあらば効なし」というのであるが、これで難症の白内障が治り角膜炎が治ったら天下泰平だ。

太田眼の灸

　呑龍様で有名であり文福茶釜でもその名を知られている群馬県の太田に、眼病一切によく効くといわれた古沢家に伝わる家伝太田眼の灸というのがあった。これは眼瞼炎や、ただれ目に効くというので、土地の人はもちろん近県の栃木・茨城方面にまで知られている。大体農家の人は、炉辺でそだをくべて煮炊きから暖までとっていたので（もちろん昔の話）その煙のために刺激されて結膜炎や眼瞼炎になって、眼の周囲がただれて眼やにだらけになっていた人が多かった。そういうのにこの灸がよく効くというので歓迎されて、田舎ながらも門前市をなしていたのである。

　この灸の取穴法は、掌面の中指の長さをはかって、中指の付け根から先端までの寸法であるがこれを手関節横紋から腕上へ向かって寸法の尽きるところ、ちょうど間使の穴に近いところに取穴して、半米粒か米粒大の艾で7壮施灸するというのである。

　間使穴の主治症は、医学入門に「胸脾脊に引いて痛み、心搏饑の如く、卒かに心痛し、肘の内簾が痛む。熱病煩心喜歳して喜動、風寒を悪も、嘔吐、掌熱し多く驚き、腋腫れて肘攣するを治す」とあるが、鍼灸大成、鍼灸聚英をみてもみな同じ主治症となっている。

　だいたい、古典の主治症は、みんな似たりよったりになって記載されている。なぜかというと、ある古い一書に、これこれに効くと書いてあると、次の書も、その次の書もみんな右へならえ式になるからである。これは今日の頭では理解できないことだが、先師のいっていることは尊敬して批判しない、

そのまま受けるというのを古人は礼儀としていたからである。そんなことでは進歩も発展もないではないかというかも知れないが、それは今の考え方であって、東洋古代の考えではそのようなものであり、ならわしでもあったのだ。

さて、話は横道へはずれたが、とにかく間使の主治症に、眼に効くという一項がいずれの古書にも見当たらない。もっとも、この太田の眼の灸は、間使ではなく、間使に近いところの奇穴であるから、間使とは関係なく眼に効くということにもなる。

どころか、間中博士の訳出した中国の奇穴図譜をみても、この辺にある奇穴には、臂間、臂石頭子、二白というのがあるが、痔や黄疸を主治として眼病には眼もくれていない。しかし、眼に効く灸として古くから同地方の人々は灸治を受けているし、効いている例も少なくない。私が知聞したときは、3代続いているといっていたのだから、効かずに続くわけはない。おそらく初代はこの穴で眼病を治し、それから家伝が始まったのであろうと思われる。

また実際に私がこの灸を試みると、四十くらがりという更年期女性の眼のかすんだのがとれてはっきりする。あるいは疲れて目がチラチラする飛蚊症がひょっこり治ったりすることを経験している。

井草の灸が眼病一切といっているように、太田の灸も眼病一切といっている。眼病一切というと範囲がずいぶん広い。麦粒腫やただれ目、結膜炎のように眼瞼、すなわち眼球付属器病から、虹彩炎、角膜炎から内障眼という眼球の病気まで治すのかというと、そうでもなさそうだ。一切！などと風呂敷を広げすぎているが、眼瞼病か眼球病のどちらに効くか、どちらかにしぼってみなければならない。また眼瞼病に効くとしても、その中の白内障と緑内障とは、その病質が異なるが、そのどちらに効くか、これは研究してみる必要がある。

眼の灸は拙著「灸による治療法」に詳述してあるが、家伝灸として風変わりな灸穴に次のようなものがある。

いずれも阿是穴であるが、両手小指の指紋部中央に墨をつけ、小指を屈し小指の付け根に墨がついたところと、はじめの指紋部の2穴、次に足の小指と第4指の間の付け根で各10壮ぐらい施灸する。これは眼瞼の充血、

白眼の充血、涙管狭窄にも効くのである。

桜井戸の灸

　数ある家伝灸の中でも先ず第1に指を屈するとならば、この静岡の桜井戸面疔の灸である。当主は漆畑淳司氏であることは先刻御承知であろう。東海道線草薙駅は、この灸のために設けられたというのであるから素晴らしいものである。旧幕時代には15石の御朱印が付いていたという古くから行われていた由緒の深いものである。効きますか？というと決してすえてくれない徳川からのお墨付きの名灸として名高かったのである。ここには桜井戸という井戸があって、昔、漆畑氏の先祖がこの井戸の際に行き倒れていた1人の旅の僧を親切に介抱をし、世話をしたお礼に、その僧から教えられたのがこの名灸だというが、真疑のほどはわからない。

　面疔・瘍疔・麦粒腫などに効くのであるが、どこへすえるかというと、静岡県人の手形といわれるほど有名な合谷である。取穴法は片方の手の母指と食指を開き、掌面と背面の境界へ他方の手の親指第1節関節横紋を合わせてその母指先端に取穴する、という例の方法で両手の合谷穴をとる。合谷を母指、食指をそろえてそのすじの頭にとる方法があるが、十四経発揮に「手の大指と次指の岐骨の間の陥中に在り」とあって、すじの上にとるのは正しくない。この合谷へ100壮、200壮と多壮灸をするのである。50壮ぐらいで面疔のズキンズキンする痛みが止まってくる。灸をやめると痛みだすのですぐ続ける。そのうちに痛みが止まって、ひとりでに口が開いて膿が排出されてしまう。抗生物質のなかった昔は、大変繁昌して、1日500人もすえたことがあるという。

　何故、このように効くかということを考えてみると、原志免太郎博士の説に従えば、蛋白体療法として一応解決がつくかもしれないが、ただそれだけではあえて合谷を選ばなくてもよいことになる。面疔、瘍疔のような皮膚疾患は、内経素門に「皮膚は肺および大腸に属す」とあり、難経に「六府和せざるとき溜結して腫物を生ず」とある。化膿菌が皮脂腺に侵入して炎症を起こしたのが、面疔や瘍疔ではあるが、その皮脂腺に侵入される皮膚の防衛力の衰えは六府の機能が衰え和せざるが故に起こるのであるから、大腸経の兪穴、「合谷」で治療するわけが肯けると同時に、特効穴合谷を選んで

家伝灸とした漆畑さんの先祖は卓見であったと思う。
◎漆畑先生より資料を頂きました。桜井戸の灸は灸専門で腫物はもちろん各内臓疾患まで広く治療を行っております。桜井戸医院という内科小児科医院も併設され繁栄しておられるとのことです。(編集子)

指の庄兵衛さん

　泣いて行って笑って帰る亀有のひょうその灸、といわれた東京葛飾の亀有に指の庄兵衛さんと呼ばれた百姓やに伝わる灸がある。遠平正神という神様をまつり、神のお力で名灸の功徳がいただけるという素朴な信仰が固く守られ、家の外の清めの井戸で手足を清めなければ決してすえてくれない。

　灸穴は両手両足の小指の2節外側が家伝の穴所である。手の小指は、第1節と第2節の関節の角が、成書の穴では前谷であるが、それより第1節外側中央に取る。足小指外側の爪際は、竅陰であるが、ここではさらに外側にとる。

　おもむろに礼拝して、一子相伝の呪文をとなえながら、墨を点じ米粒大の艾をつけて、火がもえきらないうちに消す。ちょうど知熱灸のような方法で施灸する。初めの日は7壮、翌日は5壮、3日目は3壮と、七五三をくりかえし自宅ですえ、13日目にまたすえにいく。こういうところから、指の庄兵衛七五三の灸ともいわれた。施灸後はれている指に、つわぶきの葉をまいた。これは灸よりも、つわぶきが効くのである。

　というように、この灸は本当の灸とはいえない。素朴な信仰による1種のまじない、なのである。

峰の灸

　東京品川から京浜急行に乗り、横浜の杉田でおりて山に登る。文字通り峰の上に灸所がある。昔は、かやぶき屋根の家が散見され、静かな山里であった。峰の灸は山の寺の住職に伝わる家伝灸である。その後、山の下にも峰の灸と称するものが現れたが、これはにせものである。初代が威徳明王夢想の灸(夢想とは夢のお告げ、あるいは霊感の意)といい、胃腸、肩こり、冷え症などが適応症である。

灸穴は、首の付け根に並んで2ヵ所、両肩に2ヵ所、胃の後ろ、腰の2ヵ所に、小指の先ぐらいの艾をかるくつまんで3壮から5壮すえる。艾は7年枯らして使うのが自慢の1つである。
　本尊の前にどっしりかまえた住職が、チーンと鐘をならして冥目、灸穴をさぐって墨をつけてくれる。そのまま2階に上がって順番に艾をつけてもらい柱にしがみつくのである。この峰の灸が有名になったのは、例の「強情灸」という落語が一役買っている。この落語は、故志ん生の十八番であった。その落語の中で「峰の灸へ行ったら坊主が出てきやがって、熱いですよといいやがるから、こちとら江戸っ子だい！とタンカを切ったはいいが、熱いの熱くないのって」と兄貴分に話すくだりがある。宣伝には役立ったが、熱いことも人々の頭の中へしみこませた。高い場所にあるので行きは大変だが、帰りは下りが楽なので、腰の痛い人などは効いたような気分にもなるのである。

新宿追分わきがの灸

　東京新宿の目抜き通りに伊勢丹デパートがある。裏手が三光町、前の方が以前まで追分といっていた。戦前、この追分に小林という鍼灸師が、わきが専門の家伝灸というのをやっていてかなり繁昌していた。このように1つのものにしぼってやると、意外に人が集まったものである。私が訪ねたのは戦時中のことであるが、求めに応じて快く灸穴を公開してくれた。
　その穴は、手の小指内側の爪甲の角へ3壮、足の行間、次指と大指の境目で、行間より少し下がっている。ここへ30壮の小灸を1週間続けるのである。これが家伝わきがの灸であるが行間の30壮が相当効くらしい。他へ発表してもよいかと小林氏にたずねたところ、この灸は絶対自信があるので発表してよい、という答えであった。もちろん、この灸穴は小林氏の所で考えだしたものではなく、古典をしらべればちゃんとのっているのである。

小山つき目の灸

　栃木県の小山に「つき目の灸」というのがあった。都会の方には、つき目といってもわからないかもしれないが、田舎の人はよく御存知のことであろう。つき目とは麦の穂で目をついて痛めることである。この小山のつき目の灸

は、聴宮に 15 壮の灸をすえ、秘伝の煎じ汁で目を洗うと、たちどころに治ってしまうというのである。

さてその一子相伝だという煎じ汁だが、この種明かしは当然のことながら、なかなかしてくれなかった。しかし、人助けのためということで、おもむろにやっとのことで教えてくれたが、その正体は、なんとカツオ節の削ったものを煎じたものであった。これはサバ節や代用節ではだめであって、かならず良質のカツオ節でなければならない。カツオ節のけずったものは、布の袋に入れて種は見せないようにしてある。

つき目には灸をすえなくても、このカツオ節の煎じ汁だけでも治るのだが、聴宮もよくきくところから、両方相挨って効果があかる。正体がわかってしまえば、たいしたことではないが、探りだすのには骨が折れたものである。しかし、この煎じ汁は本当によく効くものなのである。

それから、これは私も治験例を 2、3 ほど持っているが、脂肪のこぶに、山ごぼうの葉を干して、艾のようにしてこぶにすえると、こぶがだんだん小さくなって、1 週間位で消えてしまう。これもつき目の先生から教わった方法である。

鳩ヶ谷の灸

関東の古い名灸に、埼玉県北足立郡、金剛寺鳩ヶ谷の灸というのがある。2、7、3、8 の日だけにかぎってすえることになっていたが、山門を 1 歩またげば、それだけで治るとまでいわれ、この灸はそうとう世間に知れわたっていたものである。

境内におだんごを売る茶店があって、お灸がすむと 1 服しておだんごをたべ「気ままに歩いて帰るべぇ」とばかりうちつれて、田舎道を帰っていく風景は、ここならでは見られぬものであった。

薬師様御夢想の灸と伝えられ、脳病・胃腸病・肩こりに効くというので、遠くの方から出かけてくる。ことにお百姓さんの田植前の保健法として繁昌していたのである。「お灸が始まります。」と呼び込む若僧の声に、一同灸堂に入ると薬師様を念じお経があがる。首をたれていると、いかにも清浄で気持ちがよい。

灸点は、脳の灸として首の生え際の瘂門、胃には膈兪、肩こりには肩井。

これはすえてもらった人の灸あとをしらべたのである。小指の先より小さい艾で、1点に2壮として、太陽に干して竹の棒でたたいて製した、寺独特の艾を使用するので熱くない、というのが金剛寺の弁である。

くちなし・しょうが灸（温灸）

　昭和14、5年ごろのことであるが、西巣鴨（東京都豊島区）に山島鉄五郎という人が「くちなし・しょうが灸」という温灸をやっていた。
　その方法というのは、くちなしの実をくだいて煮出した煎じ汁に、しょうがのおろし汁、うどん粉、石灰をまぜ、どろどろにして灸穴部において、大豆大の温灸艾で蒸すのである。この方法の元祖は、たしか静岡の人がやっていたと記憶する。紙で枠を作って、へらで練り込んでやる方法で、これはいろいろの病気に行うのだが、やってみると気持ちがよいものである。
　温灸のついでに、これは御存知かも知れないが、赤本の築田多吉氏が（赤本とは築田氏が出していた家庭向けの医学辞典の表紙が、いつも赤であったことからそう呼んでいたのである）唱道していた「へその塩灸」というのがある。これに私が1つ工夫した点があるので一寸申し上げてみたいと思う。
　築田氏は直径3センチぐらいの竹を、1.5センチぐらいの筒切りとして、塩を5、6ミリかたくつめて底として、それを臍の上にあてて、その塩の上へ温灸艾をどんどんもやして、熱くなったら筒をどけるのだが、欠点として塩がスポンと落ちてしまう。そこで私は底へ布を張ることにした。これで熱くなればすぐどけることができるし、塩も落ちない。これは特に下痢止めに妙効がある。また、もし臍を誤って火傷したときは、ワラ灰をつけるとすぐ治るそうである。

手越の灸

　静岡県の安倍川を東の方から渡って、少し先に手越というところがある。そこの東林寺という寺に元禄時代以前から伝わっている、手越の灸というのがあった。この灸は戦国時代の落人が、ここに住みついて始めたそうで、健康灸ともいって、春秋2回すえれば病気にかからないと、同地方の人々に親しまれているのである。

灸点は、肝兪にすえていた。これもすえてもらった人の背中を見て知ったのである。小指の先ぐらいの艾で2火ずつすえて、膿んだら障子紙のなるべく古いのを貼るとよいなんて、とんでもない言い伝えもある。小指の先ぐらいの灸だから、相当の痕がつき、昔から「駿河の焼判」といっていたものである。

千本松の灸

同じく静岡県沼津の千本松に、中気予防の灸をやっていた、千本松の灸というのがあった。この灸も能が谷の灸などと同じように旧6月1日にすえていた。この灸は両腕に4ヵ所ずつ取穴し小灸で5壮ずつすえるのである。取穴方法は、両腕を曲げて肘の横紋頭（曲他の部分）を先ず定め、そこから2指ずつ下へ2ヵ所、

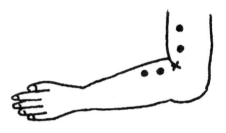

次に同じ様に上へ2ヵ所、直線にして取穴する。曲池から三里、上廉というわけであるが、上の方は無名穴で丁度、八ツ目うなぎみたいにすえるのである。これらの穴所は、高血圧の人には硬結もあり、圧せば相当圧痛のある所で、灸をすえた後は腕から肩、首まで軽くなり気持ちの良くなるものである。予防として、果たして効果のあるものなのかという理論は別として、実際に施灸して中気にならなければ、この灸が効いたということになっての信仰をもつのであろう。

中風になっている人に、この穴を利用してみると、手足の不自由なのが治ってくることを経験している。またさらに、肩にかるく手をかけさせて、中指先端で肩胛骨をさぐらせ、そこへ左右2穴とりやはり5壮ずつすえるのだが、ここは予防よりも治療に役立つことは病人にやってみるとわかるのである。

沼津塩崎診療所の塩崎という人も、この灸にヒントを得て始めたということである。

また、ちょっと東京よりになりますが、小田原市のとなり、東海道線二宮駅の付近に、畳職の家に伝わる中気の灸というのがある。「畳屋の灸」といっ

ているのだが、これも千本松の灸と全く同じ方法で中気予防、治療の灸として行っていた。

弘法の灸とお富士さん

　東京の下町の人は、灸といえばまずこの弘法の灸とお富士さんが、頭に浮かぶのである。それほどこの両者は有名である。弘法の灸は打膿灸の王様クラスといえよう。直径約2センチの円筒形にかためた艾を、肩と腰の左右にすえるのだから、その熱さは大変なものであろう。何しろ、艾が燃えつきるのに5分近くかかるというのである。気の弱い人は見ただけでも、青くなって逃げだしてしまう。しかし、それでも江戸っ子の心意気は、いまも健在なのだろうか、意外と愛好家が多いのである。吾妻橋のそばに弘法寺の灸というのもあるが、これは別のものであって、本家の方は、正しくは、弘法大師遍照院内遍照院灸点所という。おたがいに、あちら様とは関係ありませんといいあっている。

　遍照院灸点所の開業は文久2年ということであるから、古いということでも家伝灸の王様といえるであろう。打膿灸であるから、膏薬を使うのだが、これも特製で松下相撲膏本舗というところで発売している。

　一方の浅草お富士さんは、浅草馬道の近くにある。歴史は比較的新しく、明治初年ごろ富士講の行者が始めたということだ。頭痛一切に天髎、肩井、天容に米粒大で3ないし5壮（この項ここで欠落）。この2つの灸所は、東京下町の浅草という江戸っ子のもっとも好む場所に位置したので、人の口にのぼりやすく東京の名物の1つになり得たのであろう。

四つ木の灸

　東京の東、荒川のほとりに四つ木というところがある。昔、楠の大木が4本ならんでそびえたっていたところから、この地名になったといわれている。ここに中風予防の家伝灸として名高い、四つ木の灸がある。この灸は、昔は、子なきものも子宝をもうけ子孫が繁栄するというところから、世継ぎの灸と呼ばれていた。施主の板橋家は、代々会津藩の御抱医であったが、元禄成寅の年に灸を起こし、代々一子相伝の秘灸として伝えきたったものだといわれる。

理学博士の称号を持つ延幸氏（当主板橋英子氏の御父君）は、昭和6年に氏の祖母より、この家伝灸を伝授されたが、この家伝灸の特徴は中風予防として臂臑にすえることであったが、氏は患者によって艾の大小を変え、背部の膏肓、腰の環跳、足の三里などへ施灸した。また名声を聞いて遠方よりやってきた患者でも、血圧や脈診によって不適当と思われる人には絶対施灸せず、医者にさし向けるという方針を守っていた。
　現在もその方法は受けつがれている。他の家伝灸の多くが、昔からの方法のみに固執し衰退していきつつあるのだが、四つ木の灸は家伝の方法を踏襲するにとどまらず、現代の灸療法を積極的に採り入れて行っているところに他の家伝灸と大きな違いがあるものと思われる。
　なお、四つ木の灸の名称は板橋氏専有のもので、他の灸院が勝手に使用出来ないよう法的に認められているのである。

　以上、よく知られた家伝灸について話をしたが、この他にもその地方では、わりに名の知られたものがある。そのうちのいくつかを簡単に紹介することにしよう。

その他各地の家伝灸

山形県　青麻権現6月1日(むけび)の灸
　これはたしか能が谷の灸のところでお話したことと思う。能が谷の灸と全く同じように行う。

新潟市　番場の灸
　この地方では特に有名な家伝灸ということである。主効はできもの一切に効くという。部位は風池、金門で、小または中切艾で各々3〜5壮すえる。

新潟市　ハスの名灸
　主効は扁桃膿瘍、部位は親指外側へ小豆大の打膿灸を1壮すえる。根治するといっている。

山形県　青柳の灸
　中風の灸で、各疾患部の指先端に大豆大で2壮すえる。この灸の特徴は、患者の大椎より肘の先までの寸法をはかり、両方差異のないものにはすえないということである。

九州　淡海氏子宝の名灸
　古来より伝わる名灸とのことである。婦人の口の寸法をはかり、これを3つに折って三角にし、その頂点にあたるところを、臍の真ん中にあてる。そして底辺の端2点を穴とする。小灸50壮を毎月初めにすえるのである。

広島の己斐の灸
　小児のカンの虫一般に効くという。第2腰椎棘突起の下より2寸5分開いた所で、男子は左側、女子は右側を穴とする。患児の年の数に1を加えた数を小灸にてすえる。歴史も古く3〜4代続いており、施主は照山法道といっていた。

鶴見市場の灸
　横浜鶴見市場の灸というのは小児専門の灸である。虚弱児を健康にする

とか、カンの虫を治すというのである。この灸は、臍の真後ろに縦に並べて3つ、1節ずつ細い糸状灸をすえる。これは虫封じの灸であるという。

安閑寺の灸

　東京文京区白山の植物園前にある安閑寺の灸も小児専門である。元禄2年創業という古い歴史を誇っている。斜差の穴を小灸で5壮すえる。斜差の穴の方法は、背中の9椎下、肝兪を、男児は左、女児は右、11椎下の脾兪を男児は右、女児は左にとるのである。

本所かじやの灸

　戦前、新聞広告に「淋病専門本所かじやの灸」というのを見かけたものである。わりあいにはやったものであるが、その方法は少々乱暴のようだか局部へすえるのである。陰茎の尿道部にあたる部位、亀頭の包皮連係部の真下に1点、中央に1点、付け根に1点、都合3点を穴所として小灸で5壮すえると10日以内に必ず治ると称していた。

　これと同じような方法が、九州福岡県に「山浦の灸」といって、代々陰茎にすえる淋病の灸があったことを聞きおよんでいるが、これは督脈をねらったもので、素問の骨空論に従うと、督脈は下腹部から起こって、恥骨軟骨接合部に下って陰茎の下をめぐって会陰部で一緒になるもので、骨空論にはさらに、督脈病を生ずれば督脈を治す、とあるから、その目的から行われているのだということができる。

音戸の灸

　広島に音戸の灸という丹毒の家伝灸がある。丹毒は連鎖状球菌の1種による創傷伝染病であって、顔や頭にできると重症になりやすい。足の内果の直下約2寸、白赤肉の際に1点、外果の直下約2寸、同じようにとって1点、太陰脾経の大都、それぞれ左右にとって計6穴へ7壮ずつすえると、2～3回で赤腫れは消散する。

上田の肺病を治す名灸師

　上田の小平洋服店の老婆で、肺病を治す名灸師と自認していた人がい

た。この人の方法は、病人の背骨の節を順に押していくと、5番目か7番目あたりにコリコリした感じがあって、押すとズンとこたえたり、痛みを感じたりする。それを丹念にしらべて印をつけ、その部位からその人の口幅だけ左右に開いて取穴する。つまり膀胱経の五臓六腑の穴を求めるわけで、その現れているところへ米粒大で3壮ずつ毎日すえるのである。この方法を聞いたとき、私は、「お婆さん、背中にコリコリや痛みのない病人もいるでしょう、その時はどうします」というと老婆の曰く「ソリャいますよ、そういうのには私はお灸をすえませんよ、その病人は死んでしまうのだから」というのであった。老婆の言や至言、背中に反応の無い病人は、治癒力が衰えて治し得ない病人である。

　私は手の列缺、曲池、三里に灸して背中に反応を出すことを工夫した。これによって治癒力が復活するのである。

牛込神楽坂、無資格者の家伝蓄膿症の灸

　昭和10年頃、新宿区の神楽坂で家伝灸を無資格でやっていた男がいた。この家伝灸というのが上星穴なのである。上星穴は別にこの家伝灸が開拓したわけではないことはいうまでもない。この取穴法は、眉間へ患者の手のひらをあてて小指先端に穴を求め、さらに術者は患者の耳孔へ両中指をさしこんで、頭をかかえるようにして両母指をつきあわせるようにして穴を定める。そこへ小灸15壮すえて1週間続けるのである。

琴平の灸

　讃岐の琴平の灸、畑守平氏が賞用していた感冒の灸である。氏はかつて聴診器と血圧計を使用して、宇都宮で医師法違反に問われ罰金刑をいいわたされたが、上告して当局と争い、ついに無罪を勝ちとった快男児である。灸穴は大椎であるが、取穴法は首を前にかがめると首の付け根のところで脊骨の上部にポカリと隆起する骨の下くぼみのところをとる。そこへ15壮から20壮以上の多壮灸をすえるのである。

安井の家伝灸（註・所在地等記載無し）

　幼少児の夜尿症の灸であるが、比較的熱くない部位にすえるので治療が

楽である。取穴法はひもで大椎から尾呂骨端までをはかり、それを半折して、そのひもを大椎から下げて尽きるところへ仮点をして、そこから左右へ5分ずつ開いたところを穴所とし、小灸10壮ずつすえると1週間以内で治る。5分という寸法は患者の母指第1節の横幅を1寸として出す。(付・もしこれで治らないときは、腹の中極や腰の上髎を試みるとよい。足の行間もよい。)

横浜の観音灸、平井の家伝乳を出す灸

　取穴法は正坐し手を身体につけ、背後の腕の付け根の、しわの頭のところへ21壮すえる。これは阿是穴であるがよく効く。静岡の方に前側の腕の付け根の方へ施灸するのがあるが、これはあまり効かない。

千葉佐原　ものもらいの灸

　手の二間に灸をし、おおばこの葉をあぶり麦粒腫の上にはる。

むすび

　家伝灸、秘伝灸というものを検討してみると、案外に未踏の開拓や独創のものは少なく、たいていは古書の名穴が利用されているのが多く、知ってみればなんだと思うような知りぬいているものもある。けれども、これを多くの人に行っている経験は、単に頭の中で知っているだけの者には真似のできないものがある。私は以前から経穴というものは、効くものというよりも効かすものであると思っている。だから単に鵜まね猿まねに終る経穴の使用では効果の望めない場合もある。少なくとも自分のものとして体認する熱意の中に名穴に通じるものが指頭に触感されるのである。

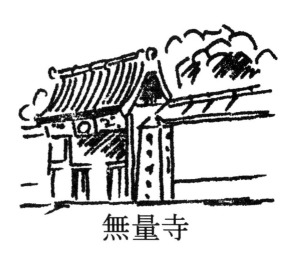

無量寺

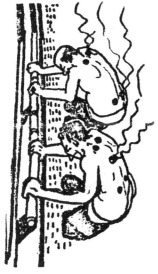

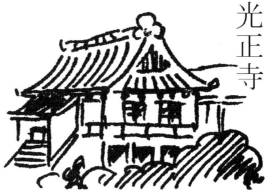

光正寺

付録　消えゆく家伝灸

文と絵　西本　繁

　家伝灸の大半は、その方法が前時代的なことと、また迷信的なものとして正規の教育課程を経られた方々からは好意的に見られず、現代人には向かないものとして、将来はもちろん現存もだんだんむずかしくなって来ております。しかしその名声、あるいは強い刺激を求める一部の愛好家から根強い支持を受けております。いずれにしましても家伝灸の多くが打膿灸であり、迷信的なものも多いことから早晩消えてゆく運命にあるでしょう。

　私のような打膿灸のファンにとっては、大変さびしいことです。老若男女がもろ肌ぬいでズラリとならんだ背中の、大きな艾からたちのぼっている煙の壮観さは、街の鍼灸院ではちょっと見られない景観でもあります。私が見学にいったり、また見学のつもりがついその気になって、すえてもらったり、そこで見聞したもののいくつかを、参考までに御報告いたしましょう。

大阪　無量寺の灸（むりょうじのやいと）

　大阪市南区にある大阪の有名なお灸です。関東では家伝灸は下火で、患者さんの自然減少に軒なみ悩まされているようですが、関西、特に大阪ではいまだに大盛況で連日繁昌しています。ここのお灸は病気により灸点がまちまちで一定していないのが特徴です。相当熱いらしく、オッサンが顔をしかめて椅子を後ろ向きに並べた台の上にしがみついていました。艾の大きさは小指大の紙巻艾です。壮数はよくわかりませんが1ヵ所につき4火ぐらい。大阪の家伝灸は灸料が安いのです。東京あたりでは、膏薬ともで2000円ぐらいかかりますが、ここは1ヵ所80円です。膏薬は別売りで近所の薬店で売っています。尼寺ですが、大阪の弘法の灸といわれるくらい有名です。

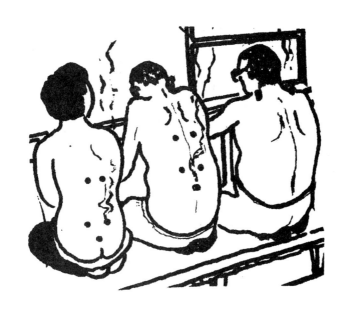

大阪 光正寺の無量寿灸

　ここの盛況を不振にあえぐ関東の家伝灸経営主に見ていただきたい。前の無量寺灸と200メートルほどはなれた地点にあり、いわばライバルですが、いまのところこちらの方が優勢、お灸のある日は門前に4、5軒の露天商が店を開きます。本堂裏の広い堂内は、煙がたちこめ何列にも並んだ男女が腰に灸をすえている様は壮観です。どんな病気でも腰2点しかすえず、巻艾を使い4、5火ずつ、人数が多いので時間がかかります。何よりの魅力は1回300円という安い料金です（昭和50年1月現在）。膏薬は近所の薬店で200円くらいです。

　ここも尼さんのお寺です。家伝灸全盛時代をいまに残す大阪らしい名灸です。

　　浄土真宗無量寺　大阪市南区上本町5丁目
　　光　　正　　寺　大阪市南区上本町生玉前

弘法様のお灸

　何といっても家伝灸の王様（深谷先生も御生前そうおっしゃっています）、文久2年の開業という伝統を誇っています。艾は1円玉大のコルク状にし

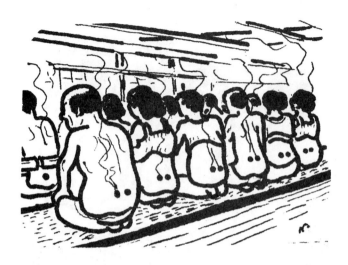

てあるので、もえつきるまで5分もかかり、もっとも熱いのは2分間、最高温度500度といわれ、熱さも横綱級です。

　特に腰の2点は熱く、大の男もウーンとうなる。大体お灸は女の方が我慢づよいようです。しかし、すえおわったあとの気持ちよさは格別で、私も一度すえてからやめられず、いまでも2年に1回ぐらいは上京してすえてもらっています。

　1ヵ所に1火、背中と腰は左右2ヵ所、1回の来院ですえてくれますが、肩だけはどんなにたのんでも1ヵ所にしかすえてくれません。しかも肩こりに一番効くようです。大きな痕（直径約2.5ミリ）が残りますので、一方だけではサマにならず、どうしても2回いくようになります。灸料は昭和49年12月で1回1200円でした。

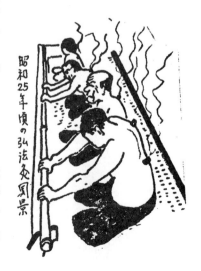

円海山護念寺　峰の灸

　神奈川県横浜市磯子区杉田の小さな山の上にある、わらぶき2階家の灸点所は、落語の強情灸にでてくるので一躍有名になったことは、深谷先生の家伝灸物

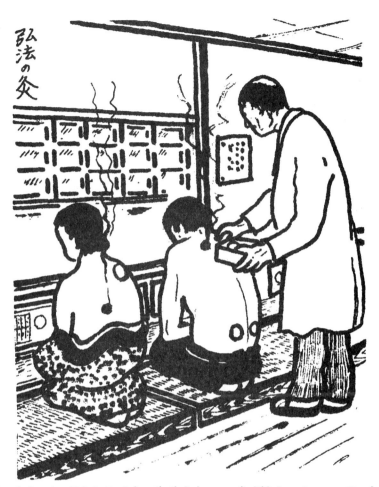

語で述べられているとおりです。先生もあつい灸だとおっしゃっていますが、私は実際にすえてみて、それほどあつくはと思いませんでした。

　私が訪れたのは早朝のせいもあって、患者はまばらでした。京浜急行杉田駅をおりると立て看板が多くどれが本物かわかりにくいのです。住職の話では、ふもとにあるのはもと寺の下足番をしていた男がやっているのだということでした。艾の大ききは親指大よりやや大きめ、艾はかるくつまむので昔のようにあつくないようです。（私はあつく感じなかった。）1ヵ所5火ずつ、6つの灸点に計30火すえてくれます。2階の治療室は清潔な白いカバーの座ぶとんがならべられ、お茶もでてサービスは満点です。印をつけるのは御住職、艾の火つけ役は50歳ぐらいのおばさん。膏薬は家伝天地膏を

使用します。関東の家伝灸は斜陽の傾向にありますが、昔は大繁昌で受付に長蛇の列ができ、お寺の大きな柱に大の男がしがみついてあつさをこらえたということです。

　私が訪れたのは昭和46年秋のことでしたが、灸料は800円、膏薬が200円でした。

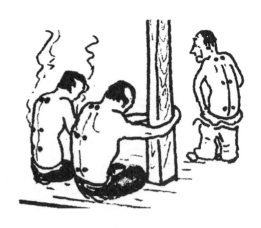

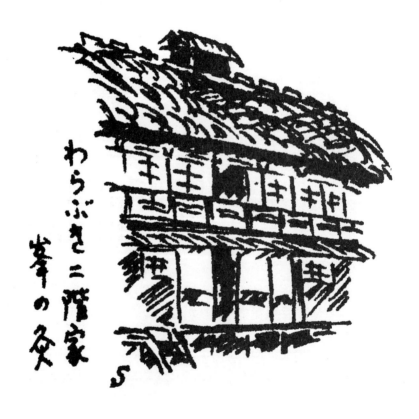

わらぶき三階家　峯の灸

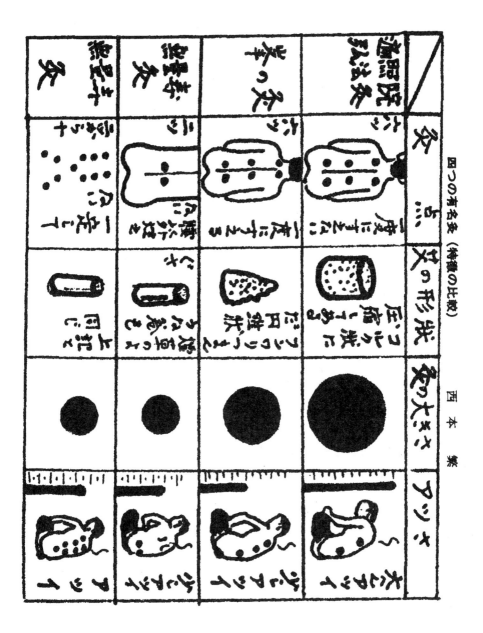

四つの有名女（特徴の比較）　　西本　繁

病名索引

あ

亜急性心内膜炎 101
アレルギー性鼻炎 36, 138

い

胃アトニー 96
胃かいよう 30, 49, 73, 74, 96, 127, 140
胃拡張 96
胃下垂病 29, 49, 96
胃癌 73, 74
胃痙攣 20, 55, 96, 140
胃酸過多症(過酸症・溜飲症)
　................................... 24, 27, 49, 96, 141
萎縮性肝硬変
　(レンネック氏肝硬変・門脈性肝硬変) 89
遺精 42
胃腸アレルギー 139
胃腸炎
　胃炎 27, 30, 49, 96
　胃カタル 73
　急性胃腸カタル性下痢 63, 73, 96
　慢性胃炎 74
　慢性胃腸カタル性下痢 65, 96
　胃の神経性疾患 74
咽頭痛 140
インポテンツ 28, 52

う

ウイルス性肝炎 87

え

嚥下困難 95
嚥下痛 95

お

横行結腸炎 74

か

外耳道炎 136
角膜炎 157, 158
脚気 154, 155, 156
肝炎 27, 90
眼瞼炎 157
疳の虫 24, 167, 168
感冒(かぜ) 36, 169

き

飢餓痛(ハンガーペイン) 73
気管支喘息 48
逆流症 100
急性黄色肝萎縮(悪性黄疸) 89
急性肝炎 87, 90
急性腎盂炎 73
急性腎炎 134
急性膵臓炎 74
狭窄 100
狭窄兼閉鎖不全 100
狭心症 102, 106, 107, 108
胸痛 140
筋肉痛 121

け

経痛 137
化粧品かぶれ 139
月経異常(月経不調・月経不順)
　........................... 29, 31, 42, 53, 123, 137
月経過多・過少 42, 53
月経痛 27, 29, 31, 42, 53

血清肝炎 87
結膜炎 157, 158
下痢 27, 29, 49, 63, 97, 141, 163
肩胛関節周囲炎(肩頸腕症疾部) 44

こ

虹彩炎 158
喉頭痛 140
更年期障害 42, 119, 120, 121, 122, 137
枯草熱 138, 139
骨多孔症 83

さ

坐骨神経痛 58, 59, 77, 82, 83
三叉神経痛 59, 77, 82

し

痔(痛) 27, 54, 55, 130, 131, 133, 137
痔核(いぼ痔) 54, 131, 132, 133
子宮筋腫 31, 138
糸球体腎炎 115
子宮内膜炎 42
歯根炎 55
歯槽膿漏 19
歯痛 55, 156
しゃっくり 31
十二指腸かいよう 73, 75, 96
小腸炎 75
消化不良 30
症候性高血圧症 45
症候性神経痛 78
常習性頭痛 140
食中毒性下痢 63, 97
食道拡張症 95
食道狭窄 95
食道けいれん 95

小児喘息 24
食欲不振 24, 27, 30, 65, 96, 141
視力障害 116
痔瘻(あな痔) 131, 132
腎孟炎 73, 74, 75, 112, 115, 134
腎炎 115, 116, 117
腎炎性網膜炎 116
腎炎ネフローゼ 115
心筋梗塞 102, 107, 108
神経炎 79
神経循環無力症(心臓神経症) 110, 111
神経衰弱 42
神経性狭心症 110
神経痛 16, 55, 58, 77
腎結核 74, 75, 115
腎結石疝痛 73, 74, 75, 115
腎硬化症 115
腎腫脹 74, 75
心臓性喘息 48
心臓病 30, 98, 102, 104
腎臓病 29, 45, 112, 115, 116, 117, 118
新鮮横膈膜肋膜炎 74
新鮮膀胱炎 75
心内膜炎 101
心不全 102
心臓弁膜症 100

す

頭痛 34, 56, 88, 90, 121, 155

せ

脊椎カリエス 126
脊椎すべり症 127
脊椎分離症 126, 127
赤痢 73, 74
前立腺炎 75

ぜんそく 33, 48, 49, 71, 138, 139

そ

僧帽弁口狭窄 100, 101
僧帽弁閉鎖不全 100
僧帽弁膜症 101
早漏 28, 42
続発性萎縮腎 134
卒中風 66

た

帯下 42, 53
大動脈弁口狭窄 100, 101
ただれ目 158
脱肛(病) ... 19, 34, 54, 55, 131, 132, 133, 137
脱腸 97, 125
単純性黄疸 75, 90
胆石症 27
胆石(疝)痛 11, 55, 73, 75, 76
丹毒 168
胆毒症 89
胆嚢炎 27, 76, 140
弾発指 139

ち

蓄膿症 33, 34, 35, 169
中気 66, 147, 148, 164, 165
中心性網膜炎 135
中耳炎 136
虫垂炎 29, 73, 75, 89, 97, 140
中毒性肝炎 87
中風 14, 37, 42, 46, 66, 68, 147, 149,
           150, 151, 152, 153, 164, 165, 166, 167
腸炎 49
腸嵌頓 97
腸重積 73, 97

腸捻転 73, 97
腸閉塞 97
直腸癌 73

つ

椎間板ヘルニア 83, 125, 126

と

盗汗 24
糖尿病 27, 45
動脈硬化症 34, 101

な

内障眼 158
夏ばて 141

に

乳腺炎 141
尿道炎 28, 29
尿毒症 114, 116

ね

ネフローゼ 116, 117, 134

の

脳溢血 14, 37, 40, 46, 66, 140, 150
脳出血 34
脳卒中 66
脳貧血 38

は

肺結核 40
梅毒 101
白内障 135, 157, 158
麦粒腫(ものもらい) 140, 158, 170
汎発性急性腹膜炎 75

ひ

飛蚊症	158
肥厚性鼻炎	34
脾腫	74
ヒステリー	42
鼻閉塞	33

ふ

腹痛	63, 73, 140
副鼻腔炎	33, 138
腹膜炎	73, 97
婦人病	28
婦人夜尿症	52
不妊症	29
不眠症	24, 43

へ

閉鎖不全	100
閉塞性イレウス	97
ヘルニア	125
ヘルペス(帯状包疹)	78, 79, 140
変形性関節症	83
変形性脊椎症	127
偏頭痛	56, 138, 139
便秘	20, 121, 141
弁膜症	98, 102, 107

ほ

膀胱炎	27, 28, 42, 135
膀胱麻痺	29
本態性高血圧症	45

ま

マラリヤ	36
慢性肝炎	87
慢性結核性腹膜炎	75

慢性腎炎	134
慢性中耳炎	136
慢性虫垂炎	127

む

無月経	138
無酸症(激酸症)	96
夢精	42
むちうち症	136

め

面疔	37, 159

も

盲腸周囲炎	75
網膜出血	116

や

夜尿症	28, 50, 169

ゆ

遊走腎	74, 75
幽門けいれん(幽門狭窄)	96
輸尿管炎	74

よ

瘍疔	159
腰痛	27, 121, 124, 126, 127, 128, 137, 141

ら

卵管炎	75, 89
卵巣膿腫	138

り

流感	36
流行性肝炎	87
リウマチ	55, 57, 58, 101, 138, 139
流涙症	135

緑内障 135, 158
淋病(淋疾) 42, 168

れ

冷房病 141
裂肛(きれじ) 54, 131

ろ

老年性腰痛 127
肋間神経痛 58, 59, 77, 81

わ

わきが 161

家伝灸物語	どうすればよいか？	本体 2,000 円
	こうすればよい	

1982年　　7月 1日　第1刷発行
1998年　　11月16日　第2刷発行
2008年　　11月15日　第3刷発行

著　　　者　深谷伊三郎
発　行　者　榎　本　晴　康
発　行　所　三　　　　　景　　　　©

〒101－0038　東京都千代田区神田美倉町1 大松ビル 1F
電話(03)3252－2149　振替東京 1-171960

印刷　昴印刷株式会社
ISBN 4-87914-010-4